中医药临床循证丛书（第二辑）

中风后痉挛

主编

　陈红霞（广东省中医院）

　薛长利（Charlie Changli Xue, 澳大利亚皇家墨尔本理工大学）

副主编

　刘少南（广东省中医院）

　张水清（Claire Shuiqing Zhang, 澳大利亚皇家墨尔本理工大学）

编委

　广东省中医院（以姓氏笔画为序）

　郭友华

　郭新峰

　温泽淮

　蔡奕奕

　潘锐焕

　澳大利亚皇家墨尔本理工大学

　张林（Anthony Lin Zhang）

　Zhang Xinmei

临床专家指导小组（以姓氏笔画为序）

　王麟鹏（首都医科大学附属北京中医医院）

　郑国庆（浙江中医药大学附属第一医院）

　曾芳（成都中医药大学）

　Jongbae Jay Park（美国杜克大学）

人民卫生出版社

·北 京·

图书在版编目（CIP）数据

中风后痉挛 / 陈红霞,薛长利主编 . -- 北京 ： 人民卫生出版社,2024. 7. --（中医药临床循证丛书）.
ISBN 978-7-117-36635-9

Ⅰ. R255.2

中国国家版本馆 CIP 数据核字第 2024JR4569 号

人卫智网	www.ipmph.com	医学教育、学术、考试、健康，购书智慧智能综合服务平台
人卫官网	www.pmph.com	人卫官方资讯发布平台

中医药临床循证丛书

中风后痉挛
Zhongyiyao Linchuang Xunzheng Congshu
Zhongfenghou Jingluan

主　　编：陈红霞　　薛长利
出版发行：人民卫生出版社（中继线 010-59780011）
地　　址：北京市朝阳区潘家园南里 19 号
邮　　编：100021
E - mail：pmph @ pmph.com
购书热线：010-59787592　010-59787584　010-65264830
印　　刷：中煤（北京）印务有限公司
经　　销：新华书店
开　　本：710×1000　1/16　印张：13　插页：4
字　　数：199 千字
版　　次：2024 年 7 月第 1 版
印　　次：2024 年 10 月第 1 次印刷
标准书号：ISBN 978-7-117-36635-9
定　　价：52.00 元

打击盗版举报电话：010-59787491　E-mail：WQ @ pmph.com
质量问题联系电话：010-59787234　E-mail：zhiliang @ pmph.com
数字融合服务电话：4001118166　E-mail：zengzhi @ pmph.com

《中医药临床循证丛书》编委会

总策划

吕玉波（广东省中医院）

陈达灿（广东省中医院）

Peter J Coloe（澳大利亚皇家墨尔本理工大学）

总主编

卢传坚（广东省中医院）

薛长利（Charlie Changli Xue，澳大利亚皇家墨尔本理工大学）

副总主编

郭新峰（广东省中医院）

温泽淮（广东省中医院）

张　林（Anthony Lin Zhang，澳大利亚皇家墨尔本理工大学）

Brian H May（澳大利亚皇家墨尔本理工大学）

顾问委员会

陈可冀（中国中医科学院）

吕爱平（香港浸会大学）

Caroline Smith（澳大利亚西悉尼大学）

David F Story（澳大利亚皇家墨尔本理工大学）

3

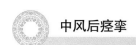

方法学专家组

卜兆祥（香港浸会大学）

George Lewith（英国南安普顿大学）

刘建平（北京中医药大学）

Frank Thien（澳大利亚莫纳什大学）

王家良（四川大学）

免 责 声 明

　　本专著致力于对古今最佳中医证据进行系统评价。我们将尽最大努力以确保本书数据的准确性和完整性。该书主要针对临床医生、研究人员和教育工作者。循证医学主要包括现有的最佳证据,医生的临床经验和判断以及病人的愿望这三方面。需要注意的是,本书提及的所有中医疗法并非被所有国家接受。同时,本书谈到的一些中药可能因为其存在毒性,或是濒危野生动植物种国际贸易公约严禁捕猎和采摘的动植物,现已不再使用,临床医生、研究者和教育工作者应遵循相关规定。患者参考本专著可向已获得中医执业资格证书的医生寻求更专业的意见和建议。

总主编简介
卢传坚教授,博士

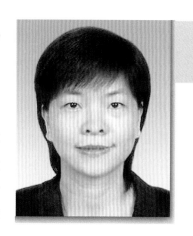

卢传坚,女,广东省潮州市人,医学博士,广州中医药大学教授、博士生导师,澳大利亚皇家墨尔本理工大学荣誉教授和博士生导师。首批全国老中医药专家学术经验继承人,广东省"千百十工程"国家级人才培养对象。现任广东省中医院、广东省中医药科学院、广州中医药大学第二临床医学院副院长。兼任中华中医药学会免疫学分会主任委员,世界中医药学会联合会中医药免疫专业委员会副会长,中国医药生物技术协会生物样本库分会中医药学组组长,广东省中医标准化技术委员会、广东省中医药学会中医药标准化专业委员会、广东省中西医结合学会中西医结合标准化专业委员会主任委员等职务。

主持并完成国家中医药行业重大专项、国家"十一五"科技支撑计划等国家级和省部级课题近20项。目前主持国家"十二五"科技支撑计划、国家自然科学基金、广东省自然科学基金团队项目等;主编出版《常见皮肤病性病现代治疗学》、《皮肤病治疗调养全书》、《中西医结合老年皮肤病学》、*The Clinical Practice of Chinese Medicine:Urticaria*、*The Clinical Practice of Chinese Medicine:Eczema & Atopic*、*The Clinical Practice of Chinese Medicine:Psoriasis & Cutaneous Pruritus*、*Evidence-based Clinical Chinese Medicine:Psoriasis vulgaris*、《当代名老中医养生宝鉴》、《慢性病养生指导》、《中医药标准化概论》等专著16部;以第一作者及通信作者发表相关学术论文120余篇,其中SCI收录40多篇;获得国家发明专利授权和软件著作权共4项,获省部级教学、科研成果奖共11项;曾荣获"全国优秀科技工作者""全国首届杰出女中医师""第二届全国百名杰出青年中医""中国女医师协会五洲女子科技奖临床医学科研创新奖""南粤巾帼创新十杰""广东省'三八'红旗手标兵"等称号。

总主编简介
薛长利教授,博士

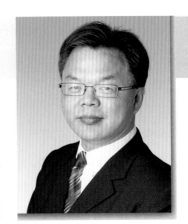

薛长利,澳大利亚籍华人,1987年毕业于广州中医学院。2000年于澳大利亚皇家墨尔本理工大学(RMIT)获得博士学位。作为学者、研究员、政策管理者及执业中医师,薛教授有将近30年的工作经验。薛教授在中医药循证医学教育、中医药发展、临床研究、管理体系、政策制定及为社区提供高质量的临床服务中,起到了十分重要的作用。薛教授是国际公认的中医药循证医学和中西医结合医学的专家。

2011年,薛教授被澳大利亚卫生部任命为澳大利亚中医管理局首任局长(2014年连任)。2007年,薛教授开始担任位于日内瓦的世界卫生组织总部传统医学顾问委员会委员。此外,2010年8月至今薛教授还被聘为广东省中医药科学院(广东省中医院)的名誉高级首席研究员。

薛教授现任澳大利亚皇家墨尔本理工大学教授,健康及生物医学院执行院长。他同时也是中澳国际中医药研究中心联合主任及世界卫生组织传统医学合作中心主任。1995年至2010年,薛长利担任皇家墨尔本理工大学中医系主任,开设了5年制中医和健康科学双本科和3年制硕士学位课程。现在该中医系的中医教学及科研发展已经处于全球领先地位。

薛教授的科研经费已超过2 300万澳元。这包括6项澳大利亚国家健康与医学研究委员会项目(NHMRC)和2项澳大利亚研究理事会项目(ARC)。薛教授发表高质量的科研文章200多篇,并经常应邀到众多国内外会议做主题演讲。薛教授在辅助医学的教育、科研、管理和实践方面已接受超过300家媒体的采访。

致　谢

非常感谢协助古籍和现代文献数据库检索、筛选和数据录入的李爱萍、梁如庄、朱珂、朱静雯、卢静敏、左进红、赖佳琪、艾怡然、张胜昔（George Shengxi Zhang）、Dr Jhodie Duncan 等以及全体工作人员的努力！

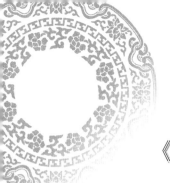

《中医药临床循证丛书》
总　序

　　中医药学是个伟大的宝库，也是打开中华文明宝库的钥匙。在现代医学日新月异发展的进程中，中医药学仍然充满活力，造福人类健康。根源于朴素唯物辩证论等中国古代哲学思想形成的中医药理论体系，本着"有诸内者，必形诸外"的原则，历经几千年诊疗实践的积累和总结，中医药学理论日臻完善，为中华民族几千年的繁衍生息做出了卓越贡献。在科学技术发展日新月异的当今，中医药国际化热潮方兴未艾，其疗效和价值正为世界越来越多的人所认识，中医药的国际化、现代化面临前所未有的机遇和挑战。

　　循证医学植根于现代临床流行病学，并借助近代信息科学的春风"一夜绿江南"。循证医学理念的提出已经在欧美等发达国家引起医学实践模式及观念的巨大变革：它使人们认识到，一些理论上应当有效，但实际上无效或弊大于利的治疗措施可能被长期、广泛地应用于临床，而一些似乎无效的治疗方法经大样本多中心随机对照试验（RCT）或 RCT 的系统评价后被证实为真正有效或利大于弊；这对医疗实践、卫生政策、健康普及宣教以及医学科研教育等产生了越来越大的影响。中医药理论体系的确立是立足于临床实践经验积累的基础上，中医药的临床与基础研究是基于临床疗效的基础上，这与当今循证医学理念有异曲同工之妙。循证医学强调基于最严谨的科学证据，将个人临床经验与客观研究结论相结合，指导医疗决策，开展临证实践，其理念的引入，是中医药学发展的新契机！我们相信，循证医学广泛应用于中医药临床实践与科学研究，会大力推动中医药走向世界。

　　循证医学核心的"三驾马车"还包括临床医生的经验和技能，以及对患者价值观和意愿的尊重；同时其证据系统不仅重视双盲 RCT，还包括观察性研究以及专家经验等多种类型的证据。临床医生进行循证诊疗时需要根据其可获得的"当前、最佳"证据进行整体把握，这对中医药学开展的现代临床研究尤其显得珍贵。中医药界对中医是否需要、如何进行循证医学研究有过激烈的争论。我们以为：循证医学对中医药是"危"亦是"机"，是中医药传承与发扬、现代化、国际化的必由之路；因为任何一门学科都需要与时俱进、不断扬弃才能自我更新、不断发展。古老的中医药学需要借助循证医学等现代研究方法学进行提高、助其去粗存精、去伪存真，我们也深信只有经过循证医学的洗礼，她才能获得凤凰涅槃式的重生与发展。

广东省中医院和澳大利亚皇家墨尔本理工大学合作，在中医药循证医学领域甘当排头兵，积极探索中医药整体证据的搜集、提炼、整理、评价方法，选择对人类健康影响重大且中医药治疗特色优势显著的 29 个病种（首批），经过研究编撰形成中医药临床循证系列丛书，对于推动中医药循证进程将发挥重要作用。

本套丛书有三大特色，一是科学运用了整体证据的方法。中医药因为其自身的特色和发展阶段，现阶段高质量临床试验为数尚少，当前指导中医师实践的大多数信息是由古代名医专著、编撰教科书、撰写学术杂志报告的专家组意见，故此类证据的系统梳理与评价很关键，本书的"整体证据"包括了此类证据，以及临床试验和实验研究的证据。这种"整体证据"的方法，综合各种类型和级别的证据，能够综合所有来源的可获得证据，权衡不同疗法的潜在风险与获益，以达到"最佳可获得的证据"，并将其提供给临床医生和医学教学人员，指引他们的诊疗行为，使全球患者获益。

丛书的另一显著特色是系统检索了古籍文献某病种的治疗措施，即古代治疗经验，并与现代的病种概念相印证，评价内容包括其使用历史、普及性及当前临床实践的相关性。这将为主要治疗措施的使用提供全面的文献材料，用于评价某种干预措施可能的长期安全性、治疗获益，并可为临床及实验研究提供方向。

丛书的第三个显著特色是同时提供中英文两种版本，故能使更多的患者、中医执业者、临床医生、研究者和教学人员获益。

虽然目前中医药高质量的临床研究证据尚为数不多，仅靠阅读、参考本套丛书仍然难以体现循证实践的全部内容，但我们坚信，将所有证据系统总结、严格评价、定时更新的方法是循证中医药学迈出的坚实步伐。本书的策划者、总主编独具慧眼,希冀能借助循证医学之东风,助推中医药学完成系统整理、去芜存菁、传承更新之壮举。余深以为然,故乐为之序。

中国科学院院士
中国老年学学会名誉会长　陈可冀
中国中西医结合学会名誉会长

2016 年 6 月

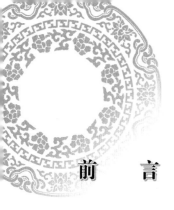

前　言

20世纪后期,越来越多的国家开始接受和使用中医(包括针灸和中药)。同时,循证医学的发展和传播为中医的发展提供了机遇和挑战。

中医的发展机遇体现在循证医学的三个重要组成部分:现有的最佳证据,医生的临床经验和判断以及病人的愿望。以病人为本的思想反映了古今中医治病救人的本质。然而,中医的发展也存在不少挑战,尽管中医治病已有两千多年的悠久历史,但目前仍缺乏高质量的临床研究证据支持。

为了解决这一问题,我们需要从现有的临床证据中寻找高质量的临床证据,同时有效地利用这些证据评估中医治病的有效性和科学性,从而推动中医循证实践的发展。

随着中医循证实践的发展,我们需要一些专著,它们可以通过现有的最佳证据对中医治疗临床常见病进行系统和多维的评估,从而指导临床实践和教学。现代中医立足于古籍和古代名医专著以及国医大师的临床经验,同时在临床和实验研究中不断摸索、开拓与创新,从而验证和完善祖国医学的精粹宝库。

中医治病强调"整体观",我们通过对这些"整体证据"中的各类型证据进行综合分析和评估,为医生的临床决策提供可靠依据。

本书的"整体证据"包括两个重要组成部分。第一部分是现代教科书和临床指南专家共识制定的疾病诊断、鉴别和治疗意见,从宏观的角度认识和了解该病的现状。第二部分是古代证据的检索、整理、评价和推荐。我们根据该疾病的相关中医病名或症状体征在逾千本中医古籍中进行了检索,检索结果提供了古代该疾病的病因、病机和治疗等信息,并揭示了古代和现代对疾病认识和医疗实践之间的连续性和不连续性,可为未来的研究提供方向和依据。

本书的核心内容是对现代中医临床研究证据质量的评估。我们使用 Cochrane 协作网制定的方法对现有的中医研究进行系统评价,例如对随机对照试验(RCT)的研究结果进行 Meta 分析。同时,通过对研究中出现的中药、方剂和针灸穴位及疗法进行统计分析,我们发现了中医疗法与现代临床之间的联系,例如哪些疗法在治疗某类疾病时与单用西药比较疗效较好。除随机对照试验外,我们还对非随机对照试验和无对照研究进行了统计分析,这在一定程度上扩大了中医研究证据集。同时,我们对使用频次最高中药的临床前实验研究进行了文献整理,以探讨其在疾病治疗中的作用机制。

这种"整体证据"的研究方式将古籍、临床研究、实验研究和临床实践巧妙地联系在一起,为读者提供了中药、针灸、太极拳等中医疗法的疗效和安全性证据。

本系列专著计划中英双语发行,这将为世界各地的临床医生、研究人员和教育工作者提供现有的最佳证据以指导他们的临床决策。希望专著的出版能为全世界中医循证实践的发展做出自己的贡献。

丛书总主编:卢传坚教授

中国,广东省中医院

薛长利(Charlie Changli Xue)教授

澳大利亚,皇家墨尔本理工大学

2017 年 11 月

如何使用本书

目的

该书主要针对临床医生、研究人员和教育工作者。本书通过系统和多维度的整理、评价现有中医治疗各类常见疾病的最佳证据,以指导高等医学教育和临床实践。

相关概念的"定义"

本书最后呈现的术语表归纳总结了本书中多次出现的术语和概念,如统计检验、方法学、评价工具和干预措施等。例如,中西医结合是指中医与西医联合治疗,而综合疗法是指两种或者两种以上的不同中医疗法(如中药、针灸或其他中医疗法)联合使用。

数据分析和结果的解释

我们使用了大量的统计分析方法合并现有的临床研究证据。在一般情况下,二分类数据的效应量以相对危险度(RR)和95% 置信区间(CI)形式报告;连续型数据则以均数差(MD)和95% CI 形式报告。* 表示有统计学意义。读者应该注意到统计学意义与临床意义不能对等。结果的解释应考虑到临床意义、研究质量(高风险、低风险或偏倚风险不明确)和研究的异质性。异质性检验的统计量 I^2 大于 50% 被认为各研究间存在较大异质性。

证据的使用

本书使用国际认可的证据质量评价与推荐体系 GRADE 来总结使用了合理对照(安慰剂及指南认可治疗)以及关键和重要结局(根据 GRADE 标准,

结局重要性评价在 4 分及以上)的临床研究证据的质量和推荐强度。由于中医临床实践的复杂性及各国家地区卫生法规、中医药接受程度的不同,本书仅给出了证据质量评价的汇总表,未包含推荐意见。请读者参照当地医疗环境合理解读和使用证据。

局限性

读者应该注意一些关于古代文献和临床证据的方法学局限性。

- 用于检索中华医典数据库的检索词可能尚不全面,这可能对结果有一定影响。

- 对古籍条文的理解可能不同。

- 古籍中的某些内容现代已不再适用。

- 古籍描述的一些症状可能在多种疾病中出现,虽然我们的临床专业人员对这些症状与研究疾病的相似性进行了分析,但可能存在主观判断偏差导致的偏倚。

- 绝大多数的中医药临床证据来自中国,其研究结果在其他国家和人群的适用性需要进一步评估。

- 多数研究纳入的受试者疾病严重程度、病程、疗程等疗效影响因素不同,我们尽可能地进行了亚组分析;当无法进行亚组分析时,读者应注意 Meta 分析结果的适用性。

- 多数纳入研究均存在偏倚风险等方法学局限性,读者应对基于极低至中等质量证据 GRADE 评价得出的结论进行谨慎解释。

- 本书对九个中、英文数据库和相关临床试验注册平台进行了全面检索,但仍然可能有少量文献未被检出,这可能对结果有一定影响。

- 方剂频次的分析仅基于方剂名,可能存在不同研究使用的方剂名称不同但其组成相同或相似。由于方剂的复杂性,方剂之间的相似性判断尚难以实现。因此第五章报道方剂使用频次可能被低估。

- 第六章对常用高频中药进行了描述,这为中药研究的进一步探索提供了线索。但该总结是基于发表文献所用方剂所含中药使用的频次,未考虑每个研究 / 方剂的疗效大小、实际临床使用频次和单味中药在方剂中发挥的作用。

目　录

第一章　中风后痉挛的现代医学认识概述

导语：痉挛是中风后的常见并发症，影响中风患者的生存质量并且可能导致其他并发症的加重，严重影响中风患者运动功能障碍的康复。本章将从中风后痉挛的定义、流行病学、分类、诊断、临床治疗等方面进行系统的梳理和总结。

世界卫生组织（WHO）将脑卒中定义为"由血管因素引起的，以进行性大脑功能局灶性或整体性紊乱为特征的、症状持续 24 小时（或以上）或导致死亡的疾病"。脑卒中分为出血性脑卒中（脑出血和蛛网膜下腔出血）和缺血性脑卒中（脑梗死）两种类型。

《柳叶刀——神经病学》（*The Lancet Neurology*）联合世界卒中组织发布"减少全球脑卒中负担的实用性解决方案"重大报告。报告指出，如果不采取紧急措施，到 2050 年，全球死于脑卒中的人数预计将增加 50%，达到每年 970 万人，所致经济损失可高达 2.3 万亿美元。脑卒中已成为发达国家仅次于冠心病和癌症的第三大死因。除了高死亡率，约 40% 的患者遗留轻至中度的功能障碍，而 15%~30% 的患者伴随重度残疾。全世界每年有 1 500 万人发生脑卒中，其中约 1/3 患者死亡，1/3 患者终身残疾。随着人口老龄化的加剧，每年约 500 万永久性残疾的脑卒中患者给家庭、社会乃至全球都带来了巨大的负担。

脑卒中的死亡率和疾病负担在不同的国家差别较大。中国的脑卒中发病率远高于发展中国家水平，患病率呈现上升趋势，并且城市高于农村。中国 40 岁以上人群现患和曾患脑卒中人数超过 1 200 万，居民的脑卒中总患病率为 1 596/10 万，城市人群脑卒中死亡率为 128.23/10 万，农村人群脑卒中死亡

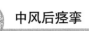

率为 153.63/10 万,给个人和社会带来了沉重的疾病负担。

脑卒中属于中医学"中风"范畴。中风后的一些并发症对患者预后有很大的影响,并阻碍其神经功能的恢复,大致包括以下几种:

- 运动功能并发症:包括肌痉挛(肌张力增高)、关节挛缩和肩关节并发症。
- 认知和心理并发症:血管性痴呆、焦虑、抑郁等。
- 活动受限所致并发症:压疮、深静脉血栓等。
- 营养:中风常并发吞咽障碍,窒息和肺部感染的风险增加,从而导致患者营养不良。
- 感染:中风患者易发生感染,尤其是肺部感染和泌尿系感染。
- 跌倒和意外受伤。

痉挛是中风最常见的并发症之一,中风患者痉挛的发病率约为 20%~50%。本章主要根据国际上脑卒中后痉挛临床实践指南,从定义、流行病学、康复评定、诊断和康复治疗方面进行总结,并重点讲述痉挛的评估以及药物和非药物治疗。

一、定 义

1980 年痉挛(spasm)最初定义为一种因牵张反射兴奋性增高所致的以速度依赖性肌肉张力增高并伴有腱反射亢进为特征的运动障碍,属于上运动神经元综合征的表现之一。该定义侧重中风患者的肢体被动运动障碍,而忽视了患者的随意运动姿势障碍。考虑到神经生理因素,1994 年痉挛被重新定义为脊髓初级传入通路异常所致的以速度依赖性肌肉张力增高为特征的运动障碍。2005 年痉挛的定义被进一步修正为由于上运动神经元损伤导致的感觉运动控制障碍,表现为间歇性或持续性的肌肉不自主运动。由于中风后痉挛的临床表现和内在机制复杂多样,确切机制尚未明确,目前对于痉挛还没有通用和统一的定义。

中风后痉挛严重影响患者的日常生活自理能力,是临床康复治疗中的难题。严重的痉挛会导致患者出现异常姿势与平衡障碍、转移困难、无法行走,日常生活活动能力严重受限,甚至终生需要照顾。不仅影响患者的生存质量,也给患者及其家庭带来巨大的痛苦。但是在疾病的恢复过程中,一定程度的痉挛如伸肌痉挛可帮助患者站立和行走,活动过强的牵张反射可促进等长和离心自主收缩的肌力,相对保持肌容积,在无承重和废用的情况下,可因此而预防骨质疏松,降低瘫痪肢体的依赖性水肿,充当静脉肌肉泵,降低深静脉血栓的发生概率。痉挛的康复治疗要循序渐进,以达到运动功能最大化为目标。

二、临床表现

目前对于痉挛的发生机制尚不十分明确,中风患者所表现的特定的临床症状和体征都可提示痉挛。痉挛的典型特点是速度依赖性肌张力增高(牵伸速度越快,阻力越大),在关节活动范围起始端突然卡住的感觉。大多数情况下,脑卒中后痉挛的临床表现不是单独出现的,而是伴随着其他一些功能障碍或运动功能的改变。

中风后痉挛患者通常会出现一系列上运动神经元综合征的症状和体征,痉挛症状和体征有阳性与阴性之分。阳性症状是由抑制作用减弱所致,如肌张力高、腱反射活跃或亢进,出现阵挛(重复性牵张反射释放)、屈曲反射释放(巴宾斯基征等病理反射)、粗大的协同运动模式。阴性症状是由以中枢神经系统为基础的特殊技能丧失所致,如缺乏灵活性、手指的精细动作减少、肌无力、运动缓慢、肌肉和肢体的选择性活动能力减弱以及耐力降低。痉挛肌群的远期变化包括僵硬、挛缩、纤维化及肌肉萎缩。对患者来说,阴性症状的改善更为重要。

上肢痉挛的临床表现特点:中风后上肢痉挛患者的肌张力增高显著影响了上肢的抗重力肌群,通常肩内收肌、肘、手腕、手指的屈肌、前臂旋前肌的肌张力都比较高。此外,特征性的"拇指在掌心"的拳紧握畸形是由手指过度屈曲和拇指内收导致的。痉挛是偏瘫的伴随症状,也是运动恢复不完全的表现,偏瘫肩痛与肌张力异常直接相关,肩胛下肌和胸大肌痉挛是导致偏瘫肩痛的两种最常见的原因。肩胛下肌痉挛的特征是运动严重受限,在外旋时疼痛加剧。胸大肌痉挛的特征是运动严重受限,在肩外展时疼痛加剧。

下肢痉挛的临床表现特点:下肢痉挛主要是髋内收肌、膝屈肌、踝跖屈肌和踝内翻肌张力显著增高。由于踇长伸肌持续的高肌张力,导致踇趾过伸,这是下肢痉挛的另一种特征性表现,可导致患者穿鞋障碍。下肢内收肌痉挛使髋内收和膝内翻构成偏瘫下肢痉挛的一种模式,导致剪刀步,从而限制了下肢活动。此外,腓肠肌和胫骨后肌痉挛是脑卒中后足下垂内翻常见的原因,可导致患者步态异常。而且患肢痉挛的肌肉发生挛缩的风险非常高,不仅限制了关节的运动,还可导致较明显的疼痛。

中风后痉挛会引起肌肉流变特性的变化,如僵硬、纤维化和萎缩。同时,痉挛也与跌倒、疼痛、压疮、感染、挛缩等并发症相关。

三、流行病学与经济负担

由于中风后痉挛的发病时间不确定,故影响了中风后痉挛的流行病学调查。相关证据表明中风的早期阶段(0~3个月)痉挛的发病率为19%~28%,中期阶段(3个月~1年)痉挛的发病率增加到43%,而后期阶段(1年以上)痉挛的发病率为17%~46%。

痉挛可引起疼痛、关节强直、肌腱挛缩、肌无力,并阻碍患者康复进程。姿势异常也会导致患者的体位转换及转移困难。严重的痉挛会影响患者的个人卫生,包括手、腋窝、肘部,尤其是生殖器的清洁。此外,大小便和性行为也会受到痉挛的影响。因此,中风后痉挛不仅影响患者的身体功能,还影响患者的心理和社会生活。

据报道,中风后痉挛患者的直接经济负担是不伴有痉挛患者的4倍。中风后痉挛患者长期经济负担增加了家庭和社会的支出。此外,中风后痉挛患者的并发症,如跌倒、骨折,不仅需要很高的治疗成本,而且还会增加照料者的负担。痉挛也有一定的益处,常可弥补肌无力的功能障碍,例如下肢肌痉挛可以帮助坐、站、转移、行走,指屈肌群痉挛可帮助患者使用刀具和刷牙。

四、危险因素

中风后痉挛进展的可能危险因素包括：脑干中风，出血性中风，青年中风，巴塞尔指数基线低，早期肢体肌力差，病程在几天到16周的偏瘫，左侧偏瘫，吸烟，偏瘫上肢2个以上的关节疼痛，且从基线到第一次随访的改良Ashworth量表评级≥2级(平均时间为6周)；但还需要更多的证据去证实这些因素和中风后痉挛之间的关系。这些因素可用来预测中风患者的痉挛状态，但很难预测痉挛的发病时间、严重程度及其分布范围，也不能预测康复评定或康复治疗的结果或效果。

此外，如果中风后痉挛患者出现疼痛加重、僵硬、不自主运动、行动不便、护理需求的增加和性功能障碍，可能是因为：①诱因；②原发性神经系统疾病加重；③新疾病的出现。为了鉴别痉挛加重的原因，首先要做的是寻找任何可能的诱因。如果确定没有潜在诱因，那么就应该考虑是否存在原发性神经系统疾病加重和新疾病的出现和加重。

某些内脏疾病或者躯体的不良刺激等因素可能加重痉挛。痉挛加重的诱因包括：

- 皮肤：溃疡、趾甲内嵌、疖肿、皮肤感染。
- 内脏：便秘、尿路感染、尿路结石、痛经。
- 设备：不合适的座椅、不合适的矫形器、鞘内巴氯芬泵的故障。
- 药物：抗痉挛药物撤药过快。
- 其他：感染、受伤、深静脉血栓形成、应激。

五、发病机制

中风后痉挛的病理生理基础目前尚不十分清楚，痉挛的发生可能机制阐述如下。痉挛是上运动神经元综合征的表现之一，是由传入依赖性异常的脊髓反射引起的。上运动神经元综合征的发生主要是由于锥体外系的兴奋性和抑制性通路功能失调。背侧网状脊髓束是抑制脊髓反射活动的主要传导束，

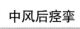

而兴奋脊髓反射活动的主要传导束起自延髓脑桥被盖部,沿内侧网状脊髓束下行。

脊髓反射可能是上运动神经元综合征阳性症状的原因,但其导致痉挛发生的确切机制仍不清楚。许多变化有助于解释此病理生理过程,如突触前抑制减少、拮抗肌交互抑制障碍、长时程突触抑制和运动神经元属性的改变。脊髓反射的过程中 Ia 类传入纤维(大直径有髓传入纤维)介导的脊髓本体感觉传入异常,提高了中枢兴奋性,可能是导致痉挛发生的关键因素。

在某种程度上,上运动神经元综合征的阴性症状,如肌无力,可能导致肌肉处于缩短状态,使肌张力增高、僵硬、挛缩,从而也会导致痉挛的发生和加重。

然而中风后痉挛的临床表现在发病、严重程度和局灶性分布等方面均不相同,表明中风后痉挛的发生可能有多种机制。

六、痉挛的临床评估

痉挛临床评估的目的:了解有无痉挛及痉挛的程度,为治疗提供客观依据(诊断及是否需要治疗),了解治疗的效果。

痉挛的评估包括局部肌痉挛评估及其对肢体功能和整体活动的影响。通过量表可以对痉挛是否影响生活自理能力、坐或站立平衡及移动能力进行评定。具体内容包括是否有床上活动、移动、行走和生活自理能力的损害及其程度等。

1. 改良 Ashworth 量表（modified Ashworth scale, MAS）

MAS 是目前临床上常用的痉挛评定量表(表 1-1)。

评定时注意:测量者将患者肢体从最大屈曲位伸直到最大伸直位,直到感觉到软组织抵抗。全关节范围内移动患者肢体时,应在 1 秒内完成。上肢:患者仰卧位,上肢平行于躯干放置,肘关节伸直,腕关节处于中立位,双下肢平行放置。伸肌测量时,手臂应从伸直位移动到屈曲 90°,内旋肌测量时,手臂应从中立位移动到最大外旋位。下肢:患者侧卧,比目鱼肌及腓肠肌测量时,双髋和膝应在 45° 屈曲位,踝关节从最大跖屈位移动到最大背伸位。股四头肌、双膝、髋都应在最大伸直位,膝关节从最大伸直位移动到最大屈曲位。整个测试中,应教育患者保持放松。若需要重复测试,应在同一天进行,以最大程度减少因药物作用而导致的痉挛程度的变化。其中,评定为1~4级可诊断为痉挛。

表 1-1 改良 Ashworth 量表

等级	标准
0 级	肌张力不增加,被动活动患侧肢体在整个范围内均无阻力
1 级	肌张力稍增加,被动活动患侧肢体到终末端时有轻微的阻力
1+ 级	肌张力稍增加,被动活动患侧肢体在前 1/2ROM 中有轻微的"卡住"感觉,后 1/2ROM 中有轻微的阻力
2 级	肌张力轻度增加,被动活动患侧肢体在大部分 ROM 内均有阻力,但仍可以活动
3 级	肌张力中度增加,被动活动患侧肢体在整个 ROM 内均有阻力,活动比较困难
4 级	肌张力重度增加,患侧肢体僵硬,阻力很大,被动活动十分困难

注:ROM(range of motion,关节活动度)。

2. 综合痉挛量表(composite spasticity scale, CSS)

主要用于脑损伤后下肢痉挛的评定(表 1-2)。

表 1-2 综合痉挛量表

评定内容	标准
跟腱反射	0 分: 无反射;1 分: 反射减弱;2 分: 反射正常;3 分: 反射活跃;4 分: 反射亢进
踝跖屈肌群肌张力	0 分: 无阻力(软瘫);2 分: 阻力降低(低张力);4 分: 正常阻力;6 分: 阻力轻度到中度增加,尚可完成踝关节全范围的被动活动;8 分: 阻力重度(明显)增加,不能或很难完成踝关节全范围的被动活动
踝阵挛	1 分: 无阵挛;2 分: 阵挛 1~2 次;3 分: 阵挛 2 次以上;4 分: 阵挛持续超过 30 秒

结果判断:0~7分为无痉挛;8~9分为轻度痉挛;10~12分为中度痉挛;13~16分为重度痉挛。

3. 改良 Tardieu 量表 (modified Tardieu scale, MTS)

MTS 是评定临床神经系统疾病患者肌肉痉挛的一种等级量表,用于评定特定伸展速度下的肌肉反应强度,同时将抓握角度也作为一项临床评定,在评定痉挛的同时考虑到这3个变量。使用 MTS 时,可根据肌肉在特定速度下牵伸的反应进行定量评估痉挛。因为考虑到特定速度下的肌肉反应以及出现肌肉反应时所处的关节角度,故 MTS 被认为在临床评估痉挛方面更加准确(表1-3)。

表 1-3 改良 Tardieu 量表

伸展速度:评定某一块指定肌肉的伸展速度
　　V1 用最慢的速度伸展(速度小于在重力作用下肢体自然落下的速度)
　　V2 在重力作用下肢体自然落下的速度
　　V3 用最快的速度伸展(速度大于在重力作用下肢体自然落下的速度)
肌肉反应的情况:
　　0 在整个被动运动过程中无阻力感
　　1 在整个被动运动过程中感到轻度阻力,但无确定的位置
　　2 在被动运动过程中的某一确定位置上突然感到阻力,然后阻力减小
　　3 在关节活动范围中的某一位置,给予肌肉持续性压力 <10 秒,肌肉出现疲劳性痉挛
　　4 在关节活动范围中的某一位置,给予肌肉持续性压力 >10 秒,肌肉出现疲劳性痉挛
　　5 关节被动运动困难
出现肌肉反应的角度:用最小的力牵伸肌肉,测量出现肌肉反应的角度(相对于关节处于 0° 而言),髋关节除外,均应处于解剖位
下肢:受试者仰卧位,评定开始时关节应处于上述规定的位置,并按规定的速度伸展
　　髋关节　伸肌(膝关节伸展位,V3)
　　　　　　内收肌(髋关节屈曲 / 膝关节屈曲位,V3)
　　　　　　外旋肌(膝关节屈曲 90°,V3)
　　　　　　内旋肌(膝关节屈曲 90°,V3)
　　膝关节　伸肌(髋关节屈曲 90°,V2)
　　　　　　屈肌(髋关节屈曲,V3)
　　踝关节　跖屈肌(膝关节屈曲 / 伸展 90°,V3)

4. Oswestry 等级量表

用于评定肌张力的级别,主要是通过对运动功能的综合评定来了解患者的功能状况,但同时需考虑到脊髓、脑干及姿势反射对肌张力的影响(表1-4)。

表 1-4 Oswestry 等级量表

分级	标准
1	严重肌痉挛,活动非常困难,肢体仅呈痉挛协同模式或呈总体屈曲状态
2	严重痉挛,活动困难,呈明显的痉挛协同模式,可存在屈曲和伸展两种状态。有或无近端关节的活动
3	中度痉挛,可活动,呈痉挛模式,在远端关节(踝、腕关节)存在小范围的活动
4	轻度痉挛,肢体在抗阻运动或躯体其他部位用力时,仍呈痉挛模式,远端关节可在较大范围中活动
5	无痉挛,活动正常,不存在痉挛模式

此外,还可用 Penn 痉挛频率量表评测痉挛发作频率等。钟摆试验用于评估膝关节周围肌群痉挛。

使用上述量表时,患者被动运动痉挛程度的评估取决于评估者的主动印象,所以有时会被质疑其可信度和有效性。中风后痉挛状态往往伴随着其他功能障碍或可能导致并发症,为了全面了解患者情况,评估内容最好包括虚弱、异常的感觉、疼痛,以及膀胱、肠、性功能障碍、生活质量等。

有些量表可以提供额外的信息,例如日常生活活动能力量表(巴塞尔指数,Barthel index,用于功能独立性评定),肢体功能量表(Fugl-Meyer 运动功能评估量表,用于评估中风后运动恢复程度),中风患者的神经学结果和恢复程度量表(美国国立卫生研究院卒中量表)。这些都是独立的量表,但并不足以用于痉挛的临床评估。同时,在一些临床试验中的客观测量结果可作为替代变量,例如肌电图和血液检测结果。此外,治疗的不良事件在研究中是重要的。

七、痉挛的诊断

临床对痉挛的诊断并不困难。主要由从事神经疾病的专家根据改良 Ashworth 表(表 1-1)进行临床评估,以准确诊断及评估痉挛的严重程度。除了神经系统查体及量表评估外,中风后痉挛的患者还必须接受康复医师和物理治疗师的评估来确定是哪种肌肉痉挛。

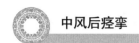

八、痉挛的鉴别诊断

痉挛是中风最常见的并发症之一,痉挛经常与患者其他功能障碍并存,甚至与其进展有关。因此,对于区分痉挛与中风后其他痉挛表现类似的并发症,目前并没有明确及清晰的界定,也没有对中风后痉挛的鉴别诊断达成共识。临床上三种情况需要鉴别,即挛缩、强直和紧张症(表1-5)。

表1-5 痉挛的鉴别诊断表

区别	痉挛	挛缩	强直	紧张症
肌肉和肌腱缩短	–	+	–	–
依赖运动速度的肌张力动态变化	+	–	–	–
受累肌肉的选择性	+	–	–	–
精神因素	–	–	–	+
蜡样屈曲	–	–	–	+

挛缩是被动拉伸时阻力增加,其特点是肌腱、肌肉、关节囊、韧带的异常缩短和皮肤弹性减少。痉挛和挛缩的区别还在于速度依赖性运动的肌肉张力动态变化。挛缩可能是中风患者痉挛加重的后果之一。

强直与基底节的病变有关。挛缩是关节周围所有肌肉无选择性地肌肉张力增加,而痉挛通常只影响关节周围的特定肌群。此外,强直可导致在全关节活动范围内被动运动,且不改变其速度。

紧张症是一种神经精神综合征,可分为几种精神神经病变和医学病症,包括脑卒中、苯环利定中毒、脑炎后帕金森综合征等。它的特点是非自主抗拒、异常姿态与"蜡样屈曲"。与痉挛状态不同的是,紧张症患者常表现出与施加的力成比例的肌肉张力增加。

九、中风后痉挛的管理

早期的康复是预防致残性并发症的关键。然而,对于中风后早期预防痉挛确切的干预措施和开始时间尚不明确,专家们也持不同的意见。关于中风后痉挛的初步预防和治疗,不同程度的痉挛对患者的活动能力、日常生活活动、睡眠的影响不同,指南推荐也不同。但不是所有的痉挛都需要治疗,有一些患者的痉挛对机体功能的发挥有很重要的作用。如下肢伸肌一定程度的痉挛对下肢的伸展和关节的扣锁有一定的辅助作用,有利于下肢的站立和行走。但是,如果痉挛很严重,影响病人的运动功能和日常生活质量,就应该治疗。治疗的总体目标为限制中风后痉挛对患者的影响,以及预防继发性并发症。具体目标包括:缓解疼痛和不适;改善姿势,便于坐、站立和行走;减少护理负担;改善手掌、腋窝和腹股沟等区域的卫生状况,维护身体形象和自尊;预防并发症,如压疮。

为了实现这些目标,需要一个由多学科专业人员组成的中风康复团队,应包括但不限于这些专业人员:医生、护士、药剂师、物理治疗师、言语治疗师、作业治疗师、康复助理、社会工作者、临床心理医生、营养师、矫形器师。

由于中风后功能障碍和并发症的多样性和复杂性,康复方案需要根据患者的活动情况制订,给予个体化的护理和物理治疗。此外,长期的综合治疗包括药物和非药物干预措施,对痉挛患者是有益的。

现有指南的建议在治疗方法、适用人群以及康复治疗的强度方面均不同。普遍认为没有物理治疗的干预措施只能短暂地减轻痉挛,但不能改善功能。因此积极的物理治疗结合抗痉挛药物的治疗模式被广泛接受。此外,间接管理是必要的,如预防感染、便秘和深静脉血栓形成,以解决或避免可能加重中风后痉挛的诱因。

1. 非药物治疗

虽然物理治疗是中风后痉挛的一线治疗手段,目前没有可靠的证据表明使用或不使用抗痉挛药物时哪种物理治疗最适合临床需求。

一系列循序渐进的疗法可用于中风后痉挛的治疗,早期采用最保守的治疗方法,如良肢位摆放,然后逐渐过渡到较不保守的治疗方法,包括被动牵伸、关节活动规范训练以及矫正挛缩的措施(如夹板、矫形器和手术矫正)。

然而,这些治疗对中风后痉挛是否有效尚不明确,有的甚至互相矛盾。对于因痉挛导致的肌肉挛缩的患者,使用夹板或是器械牵伸,或长期固定于某一个姿势,对患者不一定有益,有时会因为患者依从性差而带来不良的后果,并增加疼痛。

临床常用经皮电刺激、重复经颅磁刺激、经颅直流电刺激等治疗痉挛,但研究也得到了不同的结果。在运动过程中,肌电生物反馈结合电刺激可能减少痉挛且耐受性良好。

2. 药物治疗

中风后患者的肢体痉挛不应该接受常规的口服或注射药物治疗,除非症状明显或阻碍康复治疗。

（1）口服药物

是否口服抗痉挛药物,取决于非药物疗法的治疗反应。临床常用的口服抗痉挛药物包括了作用于 γ- 氨基丁酸（GABA）能系统的巴氯芬、加巴喷丁和苯二氮䓬类,作用于 α_2- 肾上腺素能系统的替扎尼定,以及阻滞钙离子释放入肌肉的丹曲林。但临床研究表明,口服药物治疗中风后痉挛的效果有限,且有较大的副作用,而且其疗效在于缓解痉挛和疼痛,但对功能恢复的效果可能不是很令人满意。然而,大多数药物缺乏循证医学依据。

至于地西泮和其他苯二氮䓬类药物,其治疗效果与抗痉挛药物相似,但副作用更多,由于它们会影响脑功能和产生镇静作用,可能会降低患者有效参与中风后康复的能力,因此在中风恢复期应该避免服用此类药物治疗痉挛。

（2）肉毒毒素

A 型肉毒毒素可靶向用于特定的肌肉或肌肉群,有证据表明可降低肌肉张力和增加肢体主动和被动关节活动范围。此外,强有力的证据表明肉毒毒素注射结合物理治疗可以改善四肢功能,且似乎耐受性良好,没有报告严重的不良事件。

目前,肉毒毒素在美国和欧洲,已被推荐用于治疗中风后上肢局灶性痉挛。但肉毒毒素的临床效果通常有限,仅持续 2~3 个月,而且价格相对较高。此外,肉毒毒素对患者的活动水平和生活质量的变化的影响没有得到很好的研究。至于对肩部痉挛和疼痛的疗效,随机对照临床试验的结论也不一致。肉毒毒素主要适用于中至重度上肢痉挛的中风患者,其 MAS 评分不低于 3 级,在常规治疗无效时作为二线治疗手段,或作为物理治疗的辅助治疗。

（3）鞘内注射巴氯芬

对于严重的痉挛性偏瘫，可以选择鞘内注射巴氯芬。虽然有报告鞘内注射巴氯芬的不良事件，但小型临床试验结果表明，鞘内注射巴氯芬有益于治疗慢性脑卒中患者痉挛。

（4）神经外科手术

对于严重痉挛的另一种选择是神经外科手术，但临床试验的现有证据并不支持神经外科治疗的常规应用，如中风后痉挛患者的选择性脊神经背根切断术或背根入口区毁损很少用于临床实践，因为这些侵入性治疗有重大风险，包括手术并发症和脊髓意外损伤。

3. 中医治疗中风后痉挛

此外，在中国还普遍采用包括针灸、中药和推拿在内的中医疗法。近年来，在西方国家，中医疗法也已用于中风后并发症的治疗。临床关于这些中医疗法的有效性和安全性的研究表明，这些疗法用于中风后痉挛的前景良好。

十、痉挛的预后

未经治疗的痉挛对中风患者的身体功能和活动度、生活舒适度，以及日常生活活动能力有很大的影响，严重痉挛会导致患者出现异常姿势与平衡障碍、转移困难、无法行走、日常生活活动能力严重受限，甚至可能导致肌肉骨骼并发症，如挛缩。预后很大程度取决于痉挛的部位、中风后获得的康复治疗以及康复计划的执行情况。本章关于中风后痉挛的西医认识总结见表1-6。

表1-6　中风后痉挛西医认识概要

定义	<ul><li>由上运动神经元损伤引起的无序感觉运动控制，表现为肌肉的间断性或持续性的不自主运动</li><li>痉挛状态是中风患者最严重的损伤之一，可能导致身体疼痛，皮肤卫生问题，最严重的是挛缩可导致患肢无功能和痉挛性马蹄内翻足</li></ul>

续表

主要临床表现	• 痉挛的特点是肌张力增高、腱反射失常，自主运动控制不佳。其他包括腱反射亢进、阵挛、折刀现象，屈肌和伸肌痉挛，痉挛性肌张力障碍和巴宾斯基征阳性
诊断	• 基于量表评估（改良 Ashworth 量表、综合痉挛量表、改良 Tardieu 量表、Oswestry 等级量表）、症状和包括神经系统检查在内的体格检查
治疗	• 物理疗法 • 电刺激 • A 型肉毒毒素 • 神经外科手术
药物治疗	• 巴氯芬、替扎尼定、丹曲林

参 考 文 献

1. CBD 2019 Stroke Collaborators. Global, regional, and national burden of stroke and its risk factors, 1990–2019: a systematic analysis for the Global Burden of Disease Study 2019[J]. Lancet Neurol, 2021, 20 (10): 795-820.

2. WHO. Global Status Report on Noncommunicable Diseases 2014. https: //www.who.int/ publications/i/item/9789241564854.

3. THOM T, HAASE N, ROSAMOND W, et al. Heart disease and stroke statistics—2006 update: a report from the American Heart Association Statistics Committee and Stroke Statistics Subcommittee [J]. Circulation, 2006, 113 (6): e85-e151.

4. WINSTEIN C J, STEIN J, ARENA R, et al. Guidelines for adult stroke rehabilitation and recovery: a guideline for healthcare professionals from the American Heart Association/ American Stroke Association. American Heart Association Stroke Council, Council on Cardiovascular and Stroke Nursing, Council on Clinical Cardiology, and Council on Quality of Care and Outcomes Research [J]. Stroke, 2016, 47 (6): e98-e169.

5. JOHNSTON S C, MENDIS S, MATHERS C D. Global variation in stroke burden and mortality: estimates from monitoring, surveillance, and modelling [J]. Lancet Neurol, 2009, 8 (4): 345-354.

6. LIU L P, WANG D, WONG L, et al. Stroke and stroke care in China: huge burden, significant workload, and a national priority [J]. Stroke, 2011, 42: 3651-3654.

7. 宇传华，罗丽莎，李梅，等. 从全球视角看中国脑卒中疾病负担的严峻性 [J]. 公共卫生与预防医学，2016, 27 (1): 1-5.

8. 王陇德，刘建民，杨弋，等.《中国脑卒中防治报告 2017》概要 [J]. 中国脑血管病杂志，2018, 15 (11): 611-617.

9. 国家卫生和计划生育委员会 . 2017 年中国卫生和计划生育统计年鉴 [R]. 北京 : 中国协和医科大学出版社 , 2017.

10. CHEN Z. The Third National Survey on the Cause of Death [M]. Beijing: Peking Union Medical University Press, 2008.

11. HU X L, GONG X G. The economic burden of ischemic stroke in China [J]. China Healthcare Economy, 2003, 22: 18-20.

12. 中华人民共和国卫生部 . 2010 年度中国卫生统计 [M]. 北京 : 中国协和医科大学出版社 , 2010.

13. MILLER E L, MURRAY L, RICHARDS L, et al. Comprehensive overview of nursing and interdisciplinary rehabilitation care of the stroke patient: a scientific statement from the American Heart Association [J]. Stroke, 2010, 41 (10): 2402-2448.

14. LIM S M, YOO J, LEE E, et al. Acupuncture for spasticity after stroke: a systematic review and meta-analysis of randomised controlled trials [J]. Evid Based Complement Alternat Med, 2015, 2015: 870398.

15. ZOROWITZ R D, GILLARD P J, BRAININ M. Poststroke spasticity: sequelae and burden on stroke survivors and caregivers [J]. Neurology. 2013, 80 (Suppl 2): S45-52.

16. WATKINS C L, LEATHLEY M J, GREGSON J M, et al. Prevalence of spasticity post stroke [J]. Clin Rehabil, 2002, 16 (5): 515-522.

17. SOMMERFELD D K, EEK E U, SVENSSON A K, et al. Spasticity after stroke: its occurrence and association with motor impairments and activity limitations [J]. Stroke, 2004, 35 (1): 134-139.

18. KWAH L K, HARVEY L A, DIONG J H, et al. Half of the adults who present to hospital with stroke develop at least one contracture within six months: an observational study [J]. J Physiother, 2012, 58 (1): 41-47.

19. FELDMAN. R G, YOUNG R P, KOELLA W P, et al. Spasticity: disordered motor control. Miami, FL: Year Book Medical Publishers, 1980.

20. BAVIKATTE G, SUBRAMANIAN G, ASHFORD S, et al. Early identification, intervention and management of post-stroke spasticity: expert consensus recommendations [J]. Journal of Central Nervous System Disease, 2021, 8 (13): 1-8.

21. PANDYAN A D, GREGORIC M, BARNES M P, et al. Spasticity: clinical perceptions, neurological realities and meaningful measurement [J]. Disabil Rehabil, 2005, 27 (1-2): 2-6.

22. NAIR K P, MARSDEN J. The management of spasticity in adults [J]. BMJ, 2014, 349: g4737.

23. BATES B, CHOI J Y, DUNCAN P W, et al. Veterans affairs/department of defense clinical practice guideline for the management of adult stroke rehabilitation care: executive summary [J]. Stroke, 2005, 36 (9): 2049-2056.

24. DIETZ V, SINKJAER T. Spastic movement disorder: impaired reflex function and altered muscle mechanics [J]. Lancet Neurol, 2007, 6 (8): 725-733.

25. LUNDSTRÖM E, SMITS A, BORG J, et al. Four-fold increase in direct costs of stroke survivors with spasticity compared with stroke survivors without spasticity: the first year

after the event [J]. Stroke, 2010, 41 (2): 319-324.

26. BHATTACHARYA S, SAHA S P, BASU A, et al. A 5 years prospective study of incidence, morbidity and mortality profile of stroke in a rural community of Eastern India [J]. J Indian Med Assoc, 2005, 103 (12): 655-659.

27. LUNDSTROM E, TERENT A, BORG J. Prevalence of disabling spasticity 1 year after first-ever stroke [J]. Eur J Neurol, 2008, 15 (6): 533-539.

28. DUNCAN PW, ZOROWITZ R, BATES B, et al. Management of adult stroke rehabilitation care: a clinical practice guideline [J]. Stroke, 2005, 36 (9): e100-e143.

29. MORLEY A, TOD A, CRAMP M, et al. The meaning of spasticity to people with multiple sclerosis: what can health professionals learn [J]. Disabil Rehabil, 2013, 35 (15): 1284-1292.

30. ESQUENAZI A, MAYER N. Botulinum toxin for the management of muscle overactivity and spasticity after stroke [J]. Curr Atheroscler Rep, 2001, 3 (4): 295-298.

31. DOAN Q V, BRASHEAR A, GILLARD P J, et al. Relationship between disability and healthrelated quality of life and caregiver burden in patients with upper limb poststroke spasticity [J]. PM R, 2012, 4 (1): 4–10.

32. WISSEL J, SCHELOSKY L D, SCOTT J, et al. Early development of spasticity following stroke: a prospective, observational trial [J]. J Neurol, 2010, 257 (7): 1067-1072.

33. URBAN P P, WOLF T, UEBELE M, et al. Occurence and clinical predictors of spasticity after ischemic stroke [J]. Stroke, 2010, 41 (9): 2016-2020.

34. LEATHLEY M J, GREGSON J M, MOORE A P. Predicting spasticity after stroke in those surviving to 12 months [J]. Clin Rehabil, 2004, 18 (4): 438-443.

35. PHADKE C P, BALASUBRAMANIAN C K, ISMAIL F, et al. Revisiting physiologic and psychologic triggers that increase spasticity [J]. Am J Phys Med Rehabil, 2013, 92 (4): 357-369.

36. WARD A B. A literature review of the pathophysiology and onset of post-stroke spasticity [J]. Eur J Neurol, 2012, 19 (1): 21-27.

37. SIMON O, BALASUBRAMANIAN C K, ISMAIL F, et al. Revisiting physiologic and psychologic triggers that increase spasticity [J]. Am J Phys Med Rehabil, 2013, 92 (4): 357-369.

38. 卓大宏. 中医康复医学 [M]. 北京: 华夏出版社, 2003.

39. SHEEAN G. The pathophysiology of spasticity [J]. Eur J Neurol, 2002, 9 (Suppl 1): 3-9.

40. BOHANNON R W, SMITH M B. Interrater reliability of a modified Ashworth scale of muscle spasticity [J]. Phys Ther, 1987, 67 (2): 206-207.

41. CALOTA A, LEVIN M F. Tonic stretch reflex threshold as a measure of spasticity: implications for clinical practice [J]. Top Stroke Rehabil, 2009, 16 (3): 177-188.

42. FOSANG A L, GALEA M P, MCCOY A T, et al. Measures of muscle and joint performance in the lower limb of children with cerebral palsy [J]. Dev Med Child Neurol, 2003, 45 (10): 664-670.

43. MEHRHOLZ J, WAGNER K, MEISSNER D, et al. Reliability of the Modified Tardieu

Scale and the Modified Ashworth Scale in adult patients with severe brain injury: a comparison study [J]. Clin Rehabil, 2005, 19 (7): 751-759.

44. BIERING-SORENSEN F, NIELSEN J B, KLINGE K. Spasticity-assessment: a review [J]. Spinal Cord, 2006, 44 (12): 708-722.

45. MALHOTRA S, PANDYAN A D, DAY C R, et al. Spasticity, an impairment that is poorly defined and poorly measured [J]. Clin Rehabil, 2009, 23 (7): 651-658.

46. FLEUREN J F, VOERMAN G E, ERREN-WOLTERS C V, et al. Stop using the Ashworth Scale for the assessment of spasticity [J]. J Neurol Neurosurg Psychiatry, 2010, 81 (1): 46-52.

47. LECHNER H E, FROTZLER A, ESER P. Relationship between self- and clinically rated spasticity in spinal cord injury [J]. Arch Phys Med Rehabil, 2006, 87 (1): 15-19.

48. HSIEH J T, WOLFE D L, MILLER W C, et al. Spasticity outcome measures in spinal cord injury: psychometric properties and clinical utility [J]. Spinal Cord, 2008, 46 (2): 86-95.

49. YELNIK A P, SIMON O, PARRATTE B, et al. How to clinically assess and treat muscle overactivity in spastic paresis [J]. J Rehabil Med, 2010, 42 (9): 801-807.

50. MALHOTRA S, PANDYAN A D, ROSEWILLIAM S, et al. Spasticity and contractures at the wrist after stroke: time course of development and their association with functional recovery of the upper limb [J]. Clin Rehabil, 2010, 25 (2): 184-191.

51. DANIELS J. Catatonia: clinical aspects and neurobiological correlates [J]. J Neuropsychiatry Clin Neurosci, 2009, 21 (4): 371-380.

52. 中华医学会神经病学分会神经康复学组, 中华医学会神经病学分会脑血管病学组, 卫生部脑卒中筛查与防治工程委员会办公室. 中国脑卒中康复治疗指南 [J].Chin J Rehabil Theory Pract, 2012. 18 (4): 18.

53. The European Stroke Organisation (ESO) Executive Committee and The ESO Writing Committee. Guidelines for management of ischaemic stroke and transient ischaemic attack [J]. Cerebrovasc Dis, 2008, 25 (5): 457-507.

54. SMITH LN, JAMES R, BARBER M. Rehabilitation of patients with stroke: summary of SIGN guidance [J]. BMJ, 2010, 340: c2845.

55. SHEEHAN JL, WINZELER-MERCAY U, MUDIE MH. A randomised controlled pilot study to obtain the best estimate of the size of the effect of a thermoplastic resting splint on spasticity in the stroke-affected wrist and fingers [J]. Clin Rehabil, 2006, 20 (12): 1032-1037.

56. BOVEND'EERDT TJ, NEWMAN M, BARKER K, et al. The effects of stretching in spasticity: a systematic review [J]. Arch Phys Med Rehabil, 2008, 89 (7): 1395-1406.

57. GUSTAFSSON L, MCKENNA K. A programme of static positional stretches does not reduce hemiplegic shoulder pain or maintain shoulder range of motion—a randomised controlled trial [J]. Clin Rehabil, 2006, 20 (4): 277-286.

58. HARVEY L, DE JONG I, GOEHL G, et al. Twelve weeks of nightly stretch does not reduce thumb web-space contractures in people with a neurological condition: a randomised

controlled trial [J]. Aust J Physiother, 2006, 52 (4): 251-258.

59. ROBINSON W, SMITH R, AUNG O, et al. No difference between wearing a night splint and standing on a tilt table in preventing ankle contracture early after stroke: a randomised trial [J]. Aust J Physiother, 2008, 54 (1): 33-38.

60. RYDWIK E, ELIASSON S, AKNER G. The effect of exercise of the affected foot in stroke patients—a randomised controlled pilot trial [J]. Clin Rehabil, 2006, 20 (8): 645-655.

61. TURTON AJ, BRITTON E. A pilot randomised controlled trial of a daily muscle stretch regime to prevent contractures in the arm after stroke [J]. Clin Rehabil, 2005, 19 (6): 600-612.

62. BAKHTIARY A H, FATEMY E. Does electrical stimulation reduce spasticity after stroke？A randomised controlled study [J]. Clin Rehabil, 2008, 22 (5): 418-425.

63. YAN T, HUI-CHAN C W. Transcutaneous electrical stimulation on acupuncture points improves muscle function in subjects after acute stroke: a randomised controlled trial [J]. J Rehabil Med, 2009, 41 (5): 312-316.

64. HARA Y, OGAWA S, MURAOKA Y. Hybrid power-assisted functional electrical stimulation to improve hemiparetic upper-extremity function [J]. Am J Phys Med Rehabil, 2006, 85 (12): 977-985.

65. MONTANÈ E, VALLANO A, LAPORTE J R. Oral antispastic drugs in nonprogressive neurologic diseases: a systematic review [J]. Neurology, 2004, 63 (8): 1357-1363.

66. SIMPSON DM, GRACIES JM, YABLON SA, et al. Botulinum neurotoxin versus tizanidine in upper limb spasticity: a placebo-controlled study [J]. J Neurol Neurosurg Psychiatry, 2009, 80 (4): 380-385.

67. STAMENOVA P, KOYTCHEV R, KUHN K, et al. A randomised, double-blind, placebo-controlled study of the efficacy and safety of tolperisone in spasticity following cerebral stroke [J]. Eur J Neurol, 2005, 12 (6): 453-461.

68. BHAKTA B B, O'CONNOR R J, COZENS JA. Associated reactions after stroke: a randomised controlled trial of the effect of botulinum toxin type A [J]. J Rehabil Med, 2008, 40 (1): 36-41.

69. FRANCIS H P, WADE D T, TURNER-STOKES L, et al. Does reducing spasticity translate into functional benefit? An exploratory meta-analysis [J]. J Neurol Neurosurg Psychiatry, 2004, 75 (11): 1547-1551.

70. CHILDERS M K, BRASHEAR A, JOZEFCZYK P. Dose-dependent response to intramuscular botulinum toxin type A for upper-limb spasticity in patients after a stroke [J]. Arch Phys Med Rehabil, 2004, 85 (7): 1063-1069.

71. BRASHEAR A, GORDON M F, ELOVIC E, et al. Intramuscular injection of botulinum toxin for the treatment of wrist and finger spasticity after a stroke [J]. N Engl J Med, 2002, 347 (6): 395-400.

72. JAHANGIR A W, TAN H J, NORLINAH M I, et al. Intramuscular injection of botulinum toxin for the treatment of wrist and finger spasticity after stroke [J]. Med J Malaysia, 2007, 62 (4): 319-322.

73. MCCRORY P, TURNER-STOKES L, BAGULEY I J, et al. Botulinum toxin A for treatment of upper limb spasticity following stroke: a multi-centre randomised placebo-controlled study of the effects on quality of life and other person-centred outcomes [J]. J Rehabil Med, 2009, 41 (7): 536-544.

74. DE BOER K S, ARWERT H J, DE GROOT J H, et al. Shoulder pain and external rotation in spastic hemiplegia do not improve by injection of botulinum toxin A into the subscapular muscle [J]. J Neurol Neurosurg Psychiatry, 2008, 79 (5): 581-583.

75. KONG K H, NEO J J, CHUA K S. A randomised controlled study of botulinum toxin A in the treatment of hemiplegic shoulder pain associated with spasticity [J]. Clin Rehabil, 2007, 21 (1): 28-35.

76. LIM J Y, KOH J H, PAIK N J. Intramuscular botulinum toxin-A reduces hemiplegic shoulder pain: a randomised, double-blind, comparative study versus intraarticular triamcinolone acetonide [J]. Stroke, 2008, 39 (1): 126-131.

77. MARCO E, DUARTE E, VILA J, et al. Is botulinum toxin type A effective in the treatment of spastic shoulder pain in patients after stroke？ A double-blind randomised clinical trial [J]. J Rehabil Med, 2007, 39 (6): 440-447.

78. YELNIK A P, COLLE F M, BONAN I V, et al. Treatment of shoulder pain in spastic hemiplegia by reducing spasticity of the subscapular muscle: a randomised, double blind, placebo controlled study of botulinum toxin A [J]. J Neurol Neurosurg Psychiatry, 2007, 78 (8): 845-848.

79. PACIARONI M, AGNELLI G, MICHELI S, et al. Efficacy and safety of anticoagulant treatment in acute cardioembolic stroke: a meta-analysis of randomised controlled trials [J]. Stroke, 2007, 38 (2): 423-430.

80. STEINBOK P, O'DONNNEL M. Baclofen infusion for spastic cerebral palsy. Clin Neurosurg, 2000, 47: 440-457.

81. KOFLER M, QUIRBACH E, SCHAUER R, et al. Limitations of intrathecal baclofen for spastic hemiparesis following stroke [J]. Neurorehabil Neural Repair, 2009, 23 (1): 26-31.

82. SAMPSON F C, HAYWARD A, EVANS G, et al. Functional benefits and cost/benefit analysis of continuous intrathecal baclofen infusion for the management of severe spasticity [J]. J Neurosurg, 2002, 96 (6): 1052-1057.

83. LIU X, BAO C, DONG G. Using acupoint-to-acupoint penetrative needling to treat post-stroke spastic paralysis: a clinical progress review [J]. J Tradit Chin Med, 2014, 34 (5): 609-615.

84. VADOS L, FERREIRA A, ZHAO S, et al. Effectiveness of acupuncture combined with rehabilitation for treatment of acute or subacute stroke: a systematic review [J]. Acupunct Med, 2015, 33 (3): 180-187.

85. LIM S M, YOO J, LEE E, et al. Acupuncture for spasticity after stroke: a systematic review and meta-analysis of randomised controlled trials [J]. Evid Based Complement Alternat Med, 2015, 2015: 870398.

86. 陈紫薇, 谭子虎. 芍药甘草汤治疗中风后痉挛性偏瘫的系统评价 [J]. 云南中医中药杂志, 2016, 37 (2): 23-26.

87. 范江华, 黄永, 王开龙, 等. 从循证医学角度分析推拿治疗中风后痉挛性偏瘫的疗效 [J]. 中国中医基础医学杂志, 2016, 22 (2): 242-248.

88. 王开龙, 黄永, 范江华. 推拿治疗脑卒中痉挛状态的 meta 分析 [J]. 中国民族民间医药, 2016, 25 (3): 24-29.

第二章　中风后痉挛的中医认识概述

导语：中风后痉挛可归属到中医学"筋病""痉证"的范畴，病性同属中风病的本虚标实，与筋、肝肾、气血密切相关。本章内容概述了目前的中医教科书、临床实践指南以及相关专著中关于中风后痉挛病因病机、辨证论治以及相关疗法的内容。

偏瘫可分为弛缓性瘫痪和痉挛性瘫痪，中风初始为弛缓性瘫痪，一般2周后即转为痉挛性瘫痪，并且持续很长一段时间。中风后痉挛性瘫痪可归属于中医学中的"筋病""痉证"的范畴。《灵枢·刺节真邪》中始有"痉挛"这一证名的记载。《素问·长刺节论》曰："病在筋，筋挛节痛，不可以行，名曰筋痹。"意指肢体筋脉收缩拘急，不能舒转自如。中医的阴阳学说认为中风后肢体痉挛是阴阳失调所致。如《难经·二十九难》曰："阴跷为病，阳缓而阴急；阳跷为病，阴缓而阳急。"

一、病因病机

痉挛为中风的常见并发症之一，病性同属中风的本虚标实，与筋、肝肾、气血有密切关系，因其症状特点，病因病机多为肝肾阴虚，气血衰少，不能濡养筋脉为本，肢体强硬拘急为标。

二、辨证论治

中风后痉挛多由虚、风、瘀、痰杂合为病。中风后正气已虚，邪留不去，表现为阴液不足、痰瘀阻络,肢体筋脉失其濡养而导致痉挛性瘫痪。因此治疗以补肝肾、益气血、柔筋活络为大法,施以补气活血通络的中药,同时注意加入血肉有情及虫类搜风通络止痉之品,并配合针灸、按摩及其他康复治疗。

现有的指南和专著并未提及中风后痉挛的辨证分型及治疗,本章的辨证方药主要来自《神经系统疾病功能障碍中西医康复》(陈红霞主编)。

1. 中药口服

主症:肢体瘫痪拘挛甚则僵硬变形,活动不利,常伴麻木不仁。舌淡红,苔薄白或少苔,脉细弦或沉细。

治法:益气血,补肝肾,通经脉。

方药:补阳还五汤合地黄饮子加减。

组成:黄芪、当归、桃仁、红花、怀牛膝、熟地黄、山萸肉、麦冬、石斛、巴戟天、肉苁蓉、石菖蒲、茯苓、鸡血藤、木瓜、白芍、炙甘草。

方解:方中重用黄芪补气;当归、桃仁、红花、怀牛膝养血活血化瘀;熟地黄、山萸肉补肾填精;石斛、麦冬滋阴养胃;肉苁蓉、巴戟天温壮肾阳;石菖蒲、茯苓开窍化痰;鸡血藤、木瓜、白芍、甘草养血柔筋通络。

2. 中药外用

(1)中药贴敷

药物:当归、川芎、冰片、川牛膝、透骨草、威灵仙、红花、防风、艾叶、桂枝、䗪虫等各等份。

用法:上述药物碾粗粉,用醋、酒、桐油拌成糊状,取适量敷在患侧足三里、风池、手三里、曲池、肩髃等穴,每日 1 次,每次 20~30 分钟,30 天为 1 个疗程。

(2)中药熏洗

方药:复方通络液。

组成:红花、川乌、草乌、当归、川芎、桑枝。

用法:以上药物煎汤取 1 000~2 000ml,煎煮后趁热以其蒸气熏洗病侧肢体或手部。

(3)中药熏蒸疗法

方药:抗痉挛方。

组成:白芍、望江南、伸筋草、木瓜、桑枝、桂枝、红花、当归、乳香、没药等。

用法:将中药浸泡 30 分钟,放入熏蒸治疗仪的专用煎锅内煎煮产生中药蒸气送入治疗舱,将治疗舱温度调到 37℃,让患者进舱,时间 20 分钟。

三、针灸及其他疗法

1. 针灸疗法

针刺可在辨证施针的基础上,采用"避痉挛,重拮抗"方式取穴,取痉挛肌相对应的拮抗肌,弱刺激补法以兴奋拮抗肌,抑制痉挛肌。

上肢屈肌痉挛取穴:患侧臑会、肩贞、天井、手三里、外关、阳池、中渚。

上肢伸肌痉挛取穴:患侧曲池、内关、间使。

下肢伸肌痉挛取穴:患肢殷门、委中、委阳、承山、阳陵泉、照海。

下肢屈肌痉挛取穴:患侧伏兔、阴市、梁丘、丰隆、上巨虚。

2. 温针灸法

取穴:上肢取尺泽、曲池、手三里、内关、合谷,下肢取环跳、风市、血海、阳陵泉、丘墟、太冲,均取患侧穴位。

操作:常规针刺,可采用平补平泻法捻转,于针尾插入一点燃的艾炷,每穴灸 3 壮,以患者能耐受为度。每日 1 次,10 次为 1 个疗程,共治疗 30 次。

3. 推拿

取穴:上肢取肩井、臂臑、曲池、外关、合谷,下肢取阳陵泉、风市、膝眼、解溪、丘墟、太冲。

操作:轻柔和缓地对关节进行缓慢、有节律的关节被动活动,以点按、一指禅、指振法为主,对拮抗肌可采用较重的滚法、点按、弹拨等手法以促进肌力恢复。

4. 刮痧

取穴:督脉(天柱、哑门至腰俞)、两侧膀胱经(第 1 胸椎至第 4 骶椎),肩髃、曲池、手三里、阳池、合谷、环跳、阳陵泉、悬钟、髀关、伏兔、足三里、解溪、太冲、十宣、委中。

操作:施术部位涂上红花油等刮痧介质后,用水牛角刮痧板直接接触皮肤操作。

四、预防调护

患者痉挛症状明显时宜卧床休息,待病情稳定后方可考虑下床适当运动;切忌强拉、强压和约束患者拘急挛缩的肢体,避免发生骨折。

指导患者预防伤害性刺激,减轻或消除增强和加重痉挛的因素,如压疮、骨折、感染、焦虑或精神过度紧张、不良体位、便秘等;鼓励患者参加静止站立、踏车、散步等活动,以助减轻肌肉痉挛。

参 考 文 献

1. 陈红霞.神经系统疾病功能障碍中西医康复 [M].北京:人民卫生出版社,2016.
2. 陈红霞.中风病的中西医结合康复治疗 [M].北京:人民卫生出版社,2009.
3. 中华中医药学会.中医内科常见病诊疗指南:西医疾病部分 [M].北京:中国中医药出版社,2008.
4. 王永炎,谢雁鸣.实用中风病康复学 [M].北京:人民卫生出版社,2010.
5. 中国中医科学院.中医循证临床实践指南——中医内科 [M].北京:中国中医药出版社,2011.

第三章　中风后痉挛类证的中医古籍研究

导语：中医古籍为预防和治疗疾病提供了丰富的资料来源，在现代临床实践中，中风后痉挛的治疗也可追溯到中医古代文献的记载。本章根据古籍、词典、教科书或专著确定检索词，对《中华医典》进行系统检索。共检索到超过1 100条可能和很有可能是治疗中风后痉挛的古籍文献，对常用的方剂、中药和针刺穴位进行了分析。

中医学认为中风是由于阴阳失调，气血逆乱，上泛于脑所引起的以突然昏仆，不省人事，半身不遂，口舌㖞斜；或不经昏仆，仅以半身不遂，口舌㖞斜，言语不利，偏身麻木为主要表现的一种病证。中医疗法历史悠久。人们一般认为针灸起源于中国古代的春秋晚期（前770—前476）或是战国早期（前476—前221）。中草药的实践应用最早记录于现存最古老的中药学著作《神农本草经》，成书于西汉时期（前206—25）。此后，随着几千年的中医临床实践，积累了许多描述与中风、中风后并发症症状相似的疾病的文献。为了从浩瀚的中医古籍文献中系统地总结这些信息，我们采用中医古籍数字化丛书——《中华医典》（光盘）进行整理，它收集了超过1 000种古籍中医文献，是目前收藏量最大、古代和当代中国医学文献收集最有代表性的工具书。

一、检索词

在中医学中，风被描述为"善行而数变"。因此，基于对中风临床症状的观察，将其命名为中风，指"突然起病如风袭一样"。然而，中风这一术语可能用于描述其他症状。例如,最早记载"中风"的书籍是成书于春秋战国时期的《黄帝内经》(前770—前221),书中关于中风症状的记载更像是指外邪侵袭而非脑血管意外;此外,随着时间的推移,语言的发展变化,会有一些其他术语描述中风这一疾病。最近有研究表明,自《黄帝内经》时期到清代(1911年前),在不同的书籍中有超过40个术语来用于描述中风,包括:偏枯、偏风、瘫缓、瘫痪、左瘫、右痪、猥腿风、大厥、煎厥、薄厥、仆击、卒中、中风、肺风、心风、肝风、脾风、肾风、肺中风、心中风、肝中风、脾中风、肾中风、脑风、目风、首风、内风、痱风、风气、瘖痱、暴瘖、风懿、风痹、微风、漏风、劳风、中经、中脏、猝中、风痱、半身不遂、半身不随等。为了在中医古籍中准确地寻找出潜在的治疗方法,确定最相关的术语是很有必要的。

在应用《中华医典》系统检索之前,需通过系统的筛选过程来确定检索词。因为中风后痉挛在古代不是独立的疾病,因此我们应用中风后和中风后运动功能障碍进行检索。我们通过查阅中风相关的5本中医专著、临床实践指南、20篇期刊文章或论文来确定潜在的检索词,共提取出61个术语在《中华医典》中进行试检索,通过与临床专家讨论,最终选择了与中风最相关的12个检索词,分别是:中风、中经、中脏、薄厥、猝中、卒中、风痱、偏风、偏枯、瘫痪、半身不遂、半身不随。

二、检索和数据分析

检索、筛选、分析流程如图3-1所示。每个检索词的检索结果都被下载并输入到Excel数据表,明确描述症状和治疗信息的条文将进行进一步的分析。不同检索词搜索出的重复条文将被删除。在对所有相关的条文进一步分析后,排除以下条文:

- 与中风无关。
- 儿科疾病。
- 与中风相关但不涉及运动功能障碍。
- 与中风后运动功能障碍相关但提及的症状可能指肌张力降低。
- 不包括治疗信息。

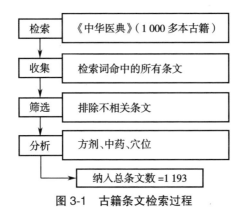

图 3-1　古籍条文检索过程

　　排除相应的条文后,最终的数据集将考虑"可能是中风后痉挛"的条文,同时含有中医治疗的描述(中药、针灸相关疗法或其他中医疗法)。纳入的条文将根据不同的中医治疗措施分组以完成进一步的分析。至于同一条文涉及多种治疗时,每种疗法作为独立的条文计算相应的方剂、草药或针灸穴位。在对本草类条文的进一步分析中,我们将排除不包含对该疾病详细描述或如何使用该本草治疗的条文。若本草类条文包含该疾病的信息,无论是有关单味中药,还是与其他中药合用,都被纳入。

　　此外,我们通过进一步筛选来确定与中风后痉挛特别相关的治疗方法。通过进一步分析,选择描述类似痉挛症状的条文,如手足拘挛、拘急、筋挛、挛缩、挛躄、筋脉挛急、筋急、瘈疭、拘挛、屈伸不得、久风枯挛。

　　最后,确定的药方、中药和针灸穴位的使用频率将分两类呈现:①所有纳入的引文;②"很有可能是中风后痉挛"的条文。

三、检索结果

　　首次检索使用了 12 个检索词,共命中 27 460 条条文,结果见表 3-1。这些检索词中风命中的条文最多(19 150 条,69.7%),其他检索词命中的条文数不及总条文的 6%(表 3-1)。

表 3-1　检索词的命中条文频次表

检索词	命中条文数（比例）	检索词	命中条文数（比例）
中风	19 150（69.7%）	中脏	611（2.2%）
瘫痪	1 532（5.6%）	中经	435（1.6%）
偏枯	1 521（5.5%）	薄厥	208（0.8%）
半身不遂	1 380（5.0%）	猝中	206（0.8%）
卒中	1 261（4.6%）	风痱	204（0.7%）
偏风	907（3.3%）	半身不随	45（0.2%）
共计		27 460（100%）	

（一）纳入条文的概述

经过删除重复结果和排除条文后，共有 1 193 条判断为"可能是中风后痉挛"的条文。其中关于中药治疗的条文有 1 028 条，描述针灸相关疗法的条文 165 条。有 48 条报告了临床病例。

在纳入的条文中，有 264 条因其详细描述了肌肉挛缩和僵直或可能为肌张力升高的症状而进一步判断为"很可能是中风后痉挛"的条文。

（二）古籍对中风的定义与病因病机的描述

在中医经典文献中，中风后痉挛并不作为一种独立的临床疾病，而是作为描述中风的一种并发症。

基于对其临床症状的观察，中风的定义在中国古代与现代的概念是相似的。特别是在明清时期的医学古籍中，详细记录中风导致的症状。条文如下：

《济阳纲目·论风分在腑在脏在经浅深之异》：楼氏曰：中风，世俗之称也，其症卒然仆倒，口眼㖞邪，半身不遂，或舌强不言，唇吻不收是也。然名各有不同，其卒然仆倒者，经称为击仆，世又称为卒中，乃初中风时如此也。其口眼㖞邪，半身不随者，经称为偏枯，世又称为左瘫右痪。

《医经溯洄集·中风辨》：人有卒暴僵仆，或偏枯，或四肢不举，或不知人，或死，或不死者，世以中风呼之。

《医碥·中风》：中风，其证卒然仆倒，昏迷不醒，痰涎壅塞，咽喉作声。或口眼㖞斜，四肢瘫痪，或半身不遂，或口噤舌强，喑不能言。

除了对症状的描述外，古代也讨论了中风的病因。最初，人们认为是外邪入侵导致中风,后来发展为内部因素。例如,在早期,人们认为中风是由于风邪外侵合并气虚所致(虚邪偏客于身半,其入深,内居荣卫,荣卫稍衰,则真气去,邪气独留,发为偏枯)(《灵枢·刺节真邪》);同时,病人的体质也是中风的潜在危险因素(凡治消瘅、仆击、偏枯、痿厥、气满发逆,肥贵人,则高粱之疾也)(《素问·通评虚实论》)。

(三)中药治疗的文献

在 226 本书籍中发现共有 1 028 条条文介绍了中药疗法,最常见的书籍有:《普济方》(1406)($n=105$)、《圣济总录》(1117)($n=89$)、《太平圣惠方》(992)($n=72$)、《济阳纲目》(1626)($n=49$)、《奇效良方》(1470)($n=27$)、《古今医统大全》(1556)($n=19$)、《外台秘要》(752)($n=18$)、《备急千金要方》(652)($n=16$)、《太平惠民和剂局方》(1151)($n=15$)和《医学纲目》(1565)($n=14$)。

1. 各朝代中药治疗条文出现频率

超过三分之二(66.3%)中药治疗的条文来自于明朝(1369—1644)到清朝(1645—1911)(表 3-2)。有 2 条条文的书籍具体的出版年份不明确,有 2 条条文出自日本出版的中药书(1780)。

通过检索词"中风"确定的最早的治疗条文,包含了 3 种出自华佗神方(汉代)的治疗方法。最新的条文出自《中风斠诠》(1917),检索词为中风、半身不遂和偏风。

表 3-2　中药治疗文献的朝代

朝代	古文数量
唐朝之前(618 年前)	4
唐朝到五代(618—960)	44
宋朝和金朝(961—1271)	240
元朝(1272—1368)	31
明朝(1369—1644)	416
清朝(1645—1911)	266
民国(1912—1949)	23
其他	2(不明),2[*](日本)
共计	1 028

注:[*]在日本出版的中医书籍。

对所有纳入条文中描述的中药治疗进行了频率分析。如果在条文中没有明确中药组成，则检索条文出自的书籍，以查明书中列出具体组成的相同中药方的其他实例。如果确定，这些组成就可以用于分析中药的使用频率。

2. 中药治疗条文中高频方药分析

"可能是中风后痉挛"条文中的高频方剂

在收录的1 028条中药条文中，有117条是未命名的中药组合，共有472条天文包含有命名的中药方，其中162个中药方在多个条文中被描述。在最常用的中药方中，大秦艽汤、四物汤、小续命汤、三黄汤等最常用。中药方的组成可能随着时间的推移而改变，或在不同的书籍中有不同的加减。表3-3为记载最早的中药方条文中包含的中药组成。

表3-3 "可能是中风后痉挛"条文中的高频方剂

方剂	组成	提及的古籍条文数
大秦艽汤	秦艽、甘草、川芎、当归、芍药、细辛、羌活、防风、黄芩、石膏、白芷、白术、生地黄、茯苓、独活（《卫生宝鉴》，1281年）	25
四物汤加减	当归、川芎、白芍、熟地黄、桃仁、红花、竹沥、生姜（《仁术便览》，1585年）	22
小续命汤	麻黄、甘草、桂心、石膏、川芎、干姜、黄芩、当归、杏仁（《外台秘要》，752年）	17
三黄汤（千金三黄汤）	麻黄、黄芪、黄芩、独活、细辛（《备急千金要方》，652年）	13
六君子汤加减	人参、白术、茯苓、甘草、陈皮、半夏等（《赤水玄珠》，1584年）	11
续命汤	麻黄、桂枝、人参、当归、川芎、石膏、杏仁、干姜、甘草（《古今医统大全》，1556年）	10
地黄饮子	生地黄、熟地黄、石菖蒲、巴戟天、肉苁蓉、附子、肉桂、石斛、茯苓、远志、麦门冬、五味子、薄荷、山茱萸（《证治准绳》，1602年）	9

续表

方剂	组成	提及的古籍条文数
乌药顺气散	乌药、陈皮、麻黄、僵蚕、川芎、枳壳、甘草、桔梗、白芷、干姜、大枣(《奇效良方》,1470 年)	8
天麻丸	①天麻、地榆、没药、玄参、附子、麝香、蜂蜜、酒; ②天麻、玄参、防风、地榆、薄荷、附子、牛膝、皂荚、牛黄、龙脑、酒、蜂蜜、浮萍(《圣济总录》,1117 年)	8

注:某些中草药的使用,如附子、乌头、细辛,可能在某些国家受到限制;根据《濒危野生动植物种国际贸易公约》(CITES)的规定,有些药物,如麝香的使用会受到限制;建议读者在使用时遵守相关规定。

这些药方都是内服的,目前的教科书和临床实践指南(见第二章)都没有推荐它们,原因可能是:①人们对中风病因的理解随着时间的推移而改变,如上所述,最初认为中风的病因是外风侵袭,后来认为肾虚和痰瘀也是重要病因;②纳入条文的分析主要是总体治疗中风的效果,因此,这些药方并不特别注重中风后痉挛这一方面。

然而,尽管这些药方与主要的教科书和临床实践指南推荐(见第二章)的药方不一致,但是它们可能在使用的主要药物上有相似,因此,梳理具体的中药组成将更有意义。

(1)"可能是中风后痉挛"条文中的高频中药

中药的使用频率分析显示,在纳入的条文中,共有 473 种不同中药被应用。最常用的 20 种中药见表 3-4。值得注意的是,酒是其中一种最为常用的成分,用于中药的炮制准备。同时,酒具有温煦和疏通经络的功能,有利于治疗中风后运动功能障碍。

在纳入的 429 条条文中,最常用的中药是当归,当归是一种常用的活血化瘀药。其次是防风,人们认为中风是由于外风突然侵袭所致,而防风可以祛风解表;第三种常用的中药是甘草,因为甘草在药方中常用于调和诸药。

在这 20 种最常用的中药中,有些中药具有养血和化瘀的功能,如当归、川芎、地黄;有些中药能益气温阳、补益脾肾,如附子、乌头、肉桂、人参、白术、茯苓、生姜;有些中药能祛风,如防风、羌活、麻黄、细辛;有些中药能疏通经络,如天麻、牛膝。

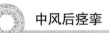

表 3-4　"可能是中风后痉挛"的条文中的高频中药

中药	学名	条文数
当归	*Angelica sinensis* (Oliv.) Diels	429
防风	*Saposhnikovia divaricata* (Turcz.) Schischk.	414
甘草	*Glycyrrhiza uralensis* Fisch., *Glycyrrhiza inflata* Bat., *Glycyrrhiza Glabra* L.	396
生姜,姜	*Zingiber officinale* Rosc.	376
川芎	*Ligusticum chuanxiong* Hort.	368
附子	*Aconitum carmichaelii* Debx.	333
肉桂,桂枝,官桂	*Cinnamomum cassia* Presl	293
人参	*Panax ginseng* C.A. Mey.	288
麻黄	*Ephedra sinica* Stapf, *Ephedra intermedia* Schrenk et C. A. Mey., *Ephedra equisetina* Bge.	271
地黄(熟地黄/生地黄/地黄)	*Rehmannia glutinosa* Libosch.	258 (172/73/13)
白术	*Atractylodes macrocephala* Koidz.	251
羌活	*Notopterygium incisum* Ting ex H. T. Chang	237
茯苓	*Poria cocos* (Schw.) Wolf	222
酒	Alcohol	215
独活	*Angelica pubescens* Maxim. f. *biserrata* Shan et Yuan	215
白芍	*Paeonia lactiflora* Pall.	210
天麻	*Gastrodia elata* Bl.	204
乌头、川乌、草乌	*Aconitum carmichaelii* Debx., *Aconitum kusnezoffii* Reichb.	167
细辛	*Asarum heterotropoides* Fr. Schmidt var. *mandshuricum* (Maxim.) Kitag., *Asarum sieboldii* Miq. var. *seoulense* Nakai, *Asarum sieboldii* Miq.	151
牛膝	*Cyathula officinalis* Kuan, *Achyranthes bidentata* Bl.	150

　　在最常用的 20 种中药中,值得注意的是,附子、乌头、细辛由于其毒性,在某些国家被限制使用。事实上,在中国古代,已经有书籍描述如何去附子、乌头之毒,而如何去细辛的毒性则没有提及。

(2)"很可能是中风后痉挛"的条文中的高频方剂

"很可能是中风后痉挛"的条文是指描述治疗中风后运动功能障碍,尤其是痉挛症状的文献。共有232条条文纳入,这些条文来自76本书,最常见的是:《普济方》(*n*=34)、《太平圣惠方》(*n*=27)、《圣济总录》(*n*=16)、《济阳纲目》(*n*=9)、《太平惠民和剂局方》(*n*=8)、《儒门事亲》(*n*=7)、《医学纲目》(*n*=7)、《备急千金要方》(*n*=7)、《奇效良方》(*n*=7)和《外台秘要》(*n*=5)。

232条条文中共有151首方剂,其中有30首方剂出现两次以上,这些被多条条文引用的方剂分别是:三黄汤(千金三黄汤)(*n*=7)、续命汤(*n*=7)、小续命汤(*n*=6)、千金三黄汤(*n*=5)、省风汤(*n*=5)、防风散(*n*=4)、大金牙酒(*n*=3)、左经丸(*n*=3)、独活散(*n*=3)、秦艽升麻汤(*n*=3)(表3-5)。其中三黄汤、续命汤和小续命汤在"可能是中风后痉挛"的条文中也较常用。

表3-5 "很可能为中风后痉挛"条文中的高频方剂

方剂	组成	提及的古籍条文数
三黄汤(千金三黄汤)	麻黄、黄芪、黄芩、独活、细辛(《备急千金要方》,652年)	12
续命汤	麻黄、桂枝、人参、当归、川芎、石膏、杏仁、干姜、甘草(《古今医统大全》,1556年)	7
小续命汤	麻黄、甘草、桂心、石膏、川芎、干姜、黄芩、当归、杏仁(《外台秘要》,752年)	6
省风汤	防风、天南星、半夏、黄芩、甘草(《太平惠民和剂局方》,1151年)	5
防风散	防风、白术、川芎、细辛、羌活、茵芋、牛膝、狗脊、萆薢、薏苡仁、麻黄、杏仁、天麻、肉桂、生姜、附子(《太平圣惠方》,992年)	4
大金牙酒	金牙、侧子、附子、天雄、人参、肉苁蓉、茯苓、当归、防风、黄芪、山药、细辛、肉桂、萆薢、葳蕤、白芷、桔梗、黄芩、远志、牡荆子、川芎、地骨皮、五加皮、杜仲、厚朴、枳实、白术、独活、茵芋、石南、狗脊、牛膝、丹参、磁石、薏苡仁、麦门冬、石斛、生地黄(《备急千金要方》,652年)	3
左经丸	乌头、黑豆、斑蝥、乳香、没药、酒(《普济方》,1406年)	3

方剂	组成	提及的古籍条文数
独活散	独活、枳实、川芎、防风、当归、细辛、肉桂、天麻、竹沥(《太平圣惠方》,992 年)	3
秦艽升麻汤	升麻、天花粉、甘草、白芍、人参、秦艽、白芷、防风、桂枝(《医学纲目》,1565 年)	3

注:某些中草药的使用,如附子、乌头、细辛,可能在某些国家受到限制;根据《濒危野生动植物种国际贸易公约》(CITES)的规定,有些药物,如麝香的使用会受到限制;建议读者在使用时遵守相关规定。

(3)"很可能是中风后痉挛"的条文中的高频中药

通过分析 232 条中药条文的药物组成,共统计出 298 种药物,表 3-6 列出了最常用的 20 种中药。

表 3-6 "很可能是中风后痉挛"的条文中高频中药

中药	学名	条文数
防风	*Saposhnikovia divaricata* (Turcz.) Schischk.	115
当归	*Angelica sinensis* (Oliv.) Diels	96
川芎	*Ligusticum chuanxiong* Hort.	94
附子	*Aconitum carmichaelii* Debx.	86
甘草	*Glycyrrhiza uralensis* Fisch., *Glycyrrhiza inflata* Bat., *Glycyrrhiza glabra* L	86
麻黄	*Ephedra sinica* Stapf, *Ephedra intermedia* Schrenk et C. A. Mey., *Ephedra equisetina* Bge.	78
肉桂,桂枝,官桂	*Cinnamomum cassia* Presl	72
生姜,姜	*Zingiber officinale* Rosc.	68
独活	*Angelica pubescens* Maxim. f. *biserrata* Shan et Yuan	65
人参	*Panax ginseng* C. A. Mey.	64
羌活	*Notopterygium incisum* Ting ex H. T. Chang	52
酒	Alcohol	51
白术	*Atractylodes macrocephala* Koidz.	50
黄芩	*Scutellaria baicalensis* Georgi	49

中药	学名	条文数
牛膝	*Achyranthes bidentata* Bl.	46
乌头,川乌,草乌	*Aconitum carmichaelii* Debx., *Aconitum kusnezoffii* Reichb.	44
天麻	*Gastrodia elata* Bl.	42
白芍	*Paeonia lactiflora* Pall.	39
细辛	*Asarum heterotropoides* Fr. Schmidt var. *mandshuricum*（Maxim.）Kitag., *Asarum sieboldii* Miq. var. *seoulense* Nakai, *Asarum sieboldii* Miq.	39
全蝎	*Buthus martensii* Karsch	36

表 3-6 中列出的中药"可能是中风后痉挛"的条文中最常用的中药（表 3-4）较一致。全蝎作为其中一种常用的中药用于治疗类似痉挛的症状,具有解痉止痛的作用,然而由于其有毒性,使用时应用小剂量。

3. 代表条文

通过检索发现 6 条使用中药治疗中风后功能障碍与痉挛的案例报告,在这些案例报告中使用了不同的中药方剂,明代《寿世保元》中的 1 条条文提到了史国公浸酒良方治愈 1 例中风后偏瘫和痉挛超过 10 年的病人,由于史国公浸酒良方没有被其他书籍引用,不能进一步确定其疗效。

《寿世保元·中风·中风恶症》一论仙传史国公浸酒良方 史国公染风疾。半体偏枯。手足拘挛。不堪行步。宣医诊治。良剂屡投。治越十载。全无寸效。乞归故里。广访名医。途至奉先驿。获遇异人。陈述病状。蒙授一方。依方浸酒。未服之先。非人扶之不能起。及饮一升。便手能梳头。服二升。手足屈伸有力。服三升。言语舒畅。行步如故。服四升。肢体通缓。百节遂和。举步如飞。其效如神。言之不可尽述。

4. 讨论

共有 1 028 条条文治疗中风后功能障碍（可能包括痉挛）,其中有 232 条条文明确指出痉挛症状。因此,这些条文被认为是治疗中风后痉挛最具代表性的条文。

在所有纳入条文中总共辨别出 472 首有命名的中药方剂,以及 473 种中药,其中有 162 首方剂被多次引用。共有 151 首来自于 232 条条文的有命名中药方剂着重描述了痉挛症状,最常使用的是:三黄汤(千金三黄汤、)、续命汤、小续命汤、省风汤、防风散、大金牙酒、左经丸、独活散、秦艽升麻汤。这些方剂与目前临床实践指南或专著推荐应用的方剂不一致(见第二章),可能的解释是对中风病因病机的认识随历史沿革而发生改变。此外,虽然这些方剂未被推荐治疗中风后痉挛,但其所含中药主要功效是养血化瘀、益气健脾补肾、祛风通络。这些治则与目前临床应用是类似的。特别需要指出的是,补气养血、祛瘀通络的治则与补阳还五汤是一致的,补阳还五汤是临床实践指南推荐治疗中风后功能障碍的核心方。

需要注意的是,古文中常使用的某些药物在目前临床实际操作中已不再使用。例如:麝香、虎骨来源于国际上重点保护的濒危野生动物。在《濒危野生动植物种国际贸易公约》的保护下,其使用受到限制。此外,附子、乌头、细辛等药物,由于其毒性在某些国家也是限制使用的。实际上,附子、乌头的毒性在古文中就已被提及,元代《丹溪心法》中描述了将附子、乌头等放在童子尿中煮沸以减弱其毒性的方法(凡用乌、附,必用童便煮过,以杀其毒),尽管尿液解毒的机制尚未明确。

(四) 针灸治疗的文献

共有 162 条条文列举了针刺或灸法治疗"可能是中风后痉挛"的症状,46 本书都有描述,最常见的书籍是:《普济方》(1406)(*n*=20)、《古今医统大全》(1556)(*n*=15)、《勉学堂针灸集成》(1874)(*n*=15)、《类经图翼》(1624)(*n*=10)、《针灸大成》(1601)(*n*=10)、《太平圣惠方》(992)(*n*=9)、《针灸聚英》(1529)(*n*=8)、《圣济总录》(1117)(*n*=7)和《针方六集》(1618)(*n*=6)。

1. 各朝代治疗条文出现频率

与中药条文相似,这些条文中的大部分源于明代(1369—1644)和清代(1645—1911)。最早的治疗条文来自《黄帝明堂灸经》(唐代),最新的条文来自《金针秘传》(1937 年出版)。有 5 条条文的书籍的出版年份不明确,其中 1 条条文来源于清代出版的日本针灸教材(表 3-7)。

表 3-7 针灸治疗条文的年代分布

朝代	引用次数
唐之前 (618 年以前)	0
唐到五代 (618—960)	6
宋金时期 (961—1271)	25
元朝 (1272—1368)	8
明朝 (1369—1644)	79
清朝 (1645—1911)	36
民国 (1912—1949)	2
其他	5 (未知出版年), 1 (日本)
总计	162

2. 常用针灸疗法分析

在 162 条纳入的针灸条文中, 有 111 条介绍了一个特定的穴位可用于治疗某些临床疾病或症状, 有 2 条条文还记录了临床病例报告。

(1) "可能是中风后痉挛" 条文中的针灸疗法

在所有纳入针灸条文中共使用了 96 个穴位, 最常用的 25 个穴位见表 3-8。

表 3-8 可能是中风后痉挛的针灸条文中常用的穴位

穴位	条文数	穴位	条文数
曲池	41	阳陵泉	15
肩髃	32	昆仑	12
百会	24	承浆	11
手三里	22	足三里	11
风市	20	肩井	10
环跳	19	委中	7
列缺	19	上关	7

续表

穴位	条文数	穴位	条文数
悬钟	18	地仓	6
合谷	15	照海	6
风府	5	听会	5
丘墟	5	风池	5
颊车	5	阳辅	5
心俞	5		

根据表 3-8 中穴位的位置和功能,分组如下:

上肢:曲池,肩髃,手三里,列缺,合谷,肩井。

下肢:风市,环跳,阳陵泉,昆仑,足三里,委中,悬钟,照海,阳辅,丘墟。

面部:承浆,上关,地仓,听会,颊车。

其他穴位基于其功能反应分类如下:

醒神开窍:百会,心俞。

祛风:风府,风池。

然而,这些条文并不限于中风后痉挛,因此实际上它们也是治疗中风的一般针灸穴位。

这些纳入条文中的大部分(n=111)从针灸书籍中提取,在古代针灸书中,通常会描述穴位的位置、主治的疾病及其相应的针灸深度信息。例如:环跳二穴,髀枢中侧。卧伸下足屈上足取之。灸五十壮。针一寸。留十呼。……主冷痹风湿。偏风半身不遂。腰胯疼痛。不得转侧(《普济方·针灸》)。

清代出版的书籍中有 1 条条文详细描述了应用中医药和针灸治疗急性中风的临床病例:患者,68 岁,老年女性,左侧肢体僵硬与痉挛、舌蹇、失语、吞咽困难,这是中风夹痰所导致的,服用 20 剂中药后,仍有左侧肢体痉挛及失语,在此情况下,需要进行针灸治疗,针刺中泉和支沟以起化痰之效,然后继续服用 70 剂中药直至所有症状缓解(《吴鞠通医案·中风》)。本病例详细介绍了如何结合中药和针灸治疗涉及痉挛的急性中风,可供临床医生借鉴。具体条文如下:

《吴鞠通医案·中风》:陶氏　六十八岁　左肢拘挛,舌厚而蹇,不能言,上有白苔,滴水不能下咽,饮水则呛,此中风夹痰之实症。前医误与补阴,故隧道俱塞,先与开肺。生石膏(四两) 防己(五钱) 杏仁(四钱) 姜半夏(五钱) 茯苓块(五钱) 桑枝(五钱) 陈皮(三钱) 白通草(钱半)服一帖而饮下咽,服七帖而舌肿消。服二十帖,诸病虽渐减,而无大效,左肢拘挛如故,舌虽消肿,而语言不清,脉兼结。余曰:此络中痰堵塞,皆误补致壅之故,非针不可。于是延郏七兄针之,舌上中泉穴一针,出紫黑血半茶碗,随后有物如蚯蚓,令伊子以手探出,即使针孔中拉出胶痰一条,如匀粉,长七八寸,左手支沟穴一针,透左关手背三阳之络,用小针十数针。以后用药日日见效。前方止减石膏之半,服至七十余帖,自行出堂上轿矣。

(2)"很可能是中风后痉挛"条文的针灸疗法

通过"痉挛特定症状"的标准,纳入的针灸条文有30条,来自13本书籍:《普济方·针灸》(1406)(*n*=10)、《针灸大成》(1601)(*n*=5)、《圣济总录》(1117)(*n*=2)、《扁鹊神应针灸玉龙经》(1368)(*n*=2)、《普济本事方》(1132)(*n*=2)、《针灸问答》(1930)(*n*=2)、《外台秘要》(752)(*n*=1)、《太平圣惠方》(992)(*n*=1)、《吴鞠通医案》(1798)(*n*=1)、《灸法秘传》(1883)(*n*=1)、《病机沙篆》(1667)(*n*=1)、《西方子明堂灸经》(1368)(*n*=1)和《针方六集》(1618)(*n*=1)。在这30条条文中共列举了36个穴位,16个在多个条文中被提及(表3-9)。

表3-9 "很可能是中风后痉挛"的条文中常用的穴位

针灸穴位	条文数	针灸穴位	条文数
肩髃	11	阳陵泉	3
曲池	7	委中	3
合谷	5	肩井	2
环跳	5	上廉	2
手三里	4	足三里	2
百会	4	列缺	2
昆仑	4	内关	2
风市	3	腕骨	2

其中,有 13 个穴位与所有纳入条文中最常引用的穴位是一致的(表 3-8)。有 3 个穴位(上廉、内关、腕骨)在表 3-8 中未被提及。然而,由于较少使用,尚不能证实这 3 个穴位对痉挛有特殊的治疗效果。所有这些穴位是中风偏瘫常用的针灸穴位。

3. 讨论

在《中华医典》的检索中发现,针灸治疗中风可以追溯到唐代,并一直沿用至今。检索发现,"可能是中风后痉挛"的针灸治疗的最早记录见于唐代医籍《外台秘要》。

共有 162 条针灸治疗可能涉及痉挛症状的中风后运动功能障碍的条文。当针对具体的"痉挛特定症状"时,最具有代表性的条文有 30 条。在所有纳入的条文中共出现 96 个穴位。与目前临床实践相同,治疗卒中后运动功能障碍的针灸取穴的原则首先是明确病位,再辅以中医辨证选穴。此外,特别提到类似痉挛症状的 30 个条文中提及了 16 个穴位是针灸治疗偏瘫的常用穴位。

四、古籍研究小结

在中国医学史上,对中风的描述主要依据它的症状。中风的不同阶段或症状都有相应的不同描述。急性期伴意识丧失可以称为仆击、大厥、薄厥;偏瘫可称为半身不遂、偏枯、偏风、风痱;失语可称为喑痱;等等。然而,没有明确的古代中医疾病名称与中风后痉挛相对应。痉挛仅仅是作为中风的一种症状被记载,记载时用了不同的术语,如手足拘挛、拘急、筋挛、挛缩、挛躄、筋脉挛急、筋急、瘛疭、拘挛屈伸不得、久风枯挛。因此,我们筛选了所有有关中风文献并选取了包括描述类似痉挛症状的文献。

中风指"突然风袭",此概念中的"风"最初指的是外邪侵袭,然后发展为肝阳上亢,内风时起。在《黄帝内经》中,导致中风的原因是气虚合并外邪侵袭。《黄帝内经》认为素体肥胖是导致偏枯的潜在危险因素。在汉代,著名医家张仲景根据中风的严重程度将其分为中经、中络、中脏、中腑。在宋代,人们开始认为造成中风的原因是内在因素,譬如强调脏腑虚衰、气虚、血虚是中风的内在根本因素。在金元时期,中风被认为是内因所致而非外邪侵袭。朱丹溪指出中风是由于多种内因所致,包括气血不足、痰郁、血瘀、内热,这与现代的中医理论是一致的。到了明代,人们认为肝阳上亢是导致中风的主要病因。清代,肝阳上亢引起内风上扰这一概念形成。在民国时期,随着西方医学的传入,张锡纯分别描述了两种中风类型(缺血性中风、出血性中风),并分别命名为脑贫血、脑充血(《医学衷中参西录》)。尽管如此,中风的病因随着时间的推移不停地发展,但关于中风后痉挛一直没有具体讨论。

关于经典古籍中记载的中药治疗中风,回顾经典医学著作,我们发现其记载的方剂与当今临床实践不同。分析原因如下:①在大多数书籍中,急性期和后遗症期的治疗没有明确的区分。某些方剂常用于中风的急性期,但是,在当前临床实践中,中药治疗在此阶段并没有发挥重要作用;②方剂名随着时间的变化而改变,例如:在经典文献中,经常用四物汤加减治疗中风,而在清代,由四物汤加减所得的补阳还五汤是中风后运动功能障碍最常用的药方。因此,虽然四物汤加减在文献中能找到,但其使用频率却不高。

此外,古代常用的中药与现代所用的相似,这些草药的功效包括:养血、活血、补气、补脾、补肾、化痰、祛风和通络。虽然这些方剂经常使用某些有毒药物,如乌头、附子,但是中药炮制通常已经减少或消除了药物毒性。另外,全蝎因为其祛风止痉止痛的作用,也是治疗痉挛常用的中药。

在中国古代,针灸已经用于治疗中风后运动功能障碍。在《中华医典》中检索发现,肩髃、曲池、合谷、环跳是最常用于治疗“很可能是中风后痉挛”的穴位。这些穴位也常用于治疗中风偏瘫。

另外,在古籍中没有发现推拿或其他中医疗法用于治疗中风后痉挛。临床医生在用中医治疗时应仔细考虑古代医学与现代用药指南的差异。本章提供的研究结果可以用于辅助指导临床实践。

参 考 文 献

1. MA K W. Acupuncture: its place in the history of Chinese medicine [J]. Acupunct Med, 2000, 18 (2): 88-99.

2. WHITE A, ERNST E. A brief history of acupuncture [J]. Rheumatology (Oxford), 2004, 43 (5): 662-663.

3. MAY B H, LU Y, LU C, et al. Systematic assessment of the representativeness of published

collections of the traditional literature on Chinese medicine [J]. J Altern Complement Med, 2013, 19 (5): 403-409.

4. MAY B H, LU C, XUE C C. Collections of traditional Chinese medical literature as resources for systematic searches [J]. J Altern Complement Med, 2012, 18 (12): 1101-1107.

5. 吴朋骉 . 黄芪桂枝五物汤治疗中风的现代文献研究 [D]. 北京：北京中医药大学 , 2005.

6. 周仲英 . 中医内科学 [M]. 北京：中国中医药出版社 , 2007.

7. 张伯礼 . 中医内科学 [M]. 北京：人民卫生出版社 , 2012.

8. 田德禄 , 蔡淦 . 中医内科学 [M]. 上海：上海科学技术出版社 , 2013.

9. 王永炎 , 谢雁鸣 . 实用中风病康复学 [M]. 北京：人民卫生出版社 , 2010.

10. 中国中医科学院 . 中医循证临床实践指南：中医内科分册 [M]. 北京：中国中医药出版社 , 2011.

11. 高驰 , 朱建平 . "中风" 病名源流考 [J]. 中华中医药杂志 , 2014 (5): 1298-1303.

12. 郜峦 , 王键 . 中风病病因病机的源流及发展 [J]. 中国中医急症 , 2009 (8): 1279-1281.

13. 龚彪 , 邹敏 , 罗华丽 . 从中风的诊断探讨中医的病名诊断 [J]. 陕西中医学院学报 , 2006 (2): 11-12.

14. 黄伟贞 . 西医脑出血与中医中风病病名诊断的对比研究 [J]. 现代中西医结合杂志 , 2014 (7): 690-692.

15. 金栋 . "卒中" 病名考 [J]. 世界中西医结合杂志 , 2009 (3): 156-158.

16. 金栋 . 古病名 "痱病" 探源 [J]. 世界中西医结合杂志 , 2009 (5): 310-311.

17. 李红香 . 基于中医文献的中风病研究 [D]. 南京：南京中医药大学 , 2011.

18. 李红香 , 戴慎 . 中风病名探源 [J]. 辽宁中医药大学学报 , 2011 (4): 158-159.

19. 李长君 . 针灸治疗中风的文献研究 [D]. 哈尔滨：黑龙江中医药大学 , 2007.

20. 梁天坚 . 叶天士痱中病名及证治简析 [J]. 江苏中医药 , 2015 (8): 7-8.

21. 刘伍立 , 欧阳建军 , 黄博辉 . 中医文献对中风病的阐述与述评 [J]. 针灸临床杂志 , 2006 (10): 5-8, 66.

22. 王春虎 , 张运克 . 中风病名新解 [J]. 中医临床研究 , 2014 (31): 47-48.

23. 王建华 . 真中风类中风源流概述 [J]. 河北中医 , 1997 (4): 45-47.

24. 温春胜 . 中风病中西医病名诊断的对比研究 [D]. 南宁：广西医科大学 , 2013.

25. 徐木林 . 中风之古与今 [J]. 辽宁中医杂志 , 1996 (6): 253-254.

26. 许玉皎 . 中风病名分析及现代中风病诊断 [J]. 中医药导报 , 2011 (5): 6-8.

27. 杨海涛 , 张冬梅 , 谢天 . 中风病名溯源 [J]. 中国社区医师 , 2014 (6): 10-11.

28. 张碧生 . 中风源流考辩及其辨证论治规律 [D]. 济南：山东中医药大学 , 2012.

29. 赵永辰 . "中风" 病名探源及病机沿革 [J]. 中华中医药杂志 , 2008 (4): 290-292.

30. 赵正孝 . 中医中风病的诊治思想及源流研究 [D]. 长沙：湖南中医学院 , 2003.

第四章　临床研究证据评价方法

导语：本章介绍了中医药治疗中风后痉挛临床研究的检索和评价方法。通过系统的检索和入选标准确定和筛选文献，并通过标准的方法评价研究的方法学质量，最后对纳入研究的结果合并，提供中医药疗法的治疗效果。

现代研究及中医古籍中都有中医药治疗中风后痉挛的相关记载。目前已经有一些系统评价评估了中医治疗中风后痉挛的疗效和安全性。

本章将介绍中医药治疗中风后痉挛的疗效和安全性的检索、评价和分析方法。中医干预措施分为：

- 中药（见第五章）
- 针刺与相关疗法（见第七章 ）
- 其他中医疗法（见第八章）
- 中医综合疗法（见第九章）

专业的研究小组负责检索和评价临床研究文献，并对随机对照试验、非随机对照试验的细节进行评价。非随机对照试验的评价方法与随机对照试验相同，无对照研究的证据较难评价，因此仅描述研究的基本特征、干预措施的细节以及不良事件的情况。纳入研究的参考文献编号采用字母结合数字的方式。中药的研究用"H"表示，如H1；针灸及相关疗法的研究用"A"表示，如A1；其他中医疗法用"O"表示，如O1；中医综合疗法用"C"表示，如C1。

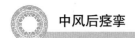

一、检索策略

采用 Cochrane 系统评价手册的方法系统地检索中英文数据库,英文数据库包括 PubMed、Embase、CINAHL、CENTRAL 和 AMED;中文数据库包括中国生物医学文献数据库(CBM)、中国期刊全文数据库(CNKI)、中文科技期刊数据库(CQVIP)和万方数据库(Wanfang)。数据库的检索从收录开始时间到 2015年 5 月,不做任何条件限制。采用检索词对应的主题词和关键词进行检索。

为了进行全面的检索,检索的研究类型包括系统评价、临床对照试验和无对照研究,并分别在每个研究类型里检索中药、针灸及相关疗法和其他中医疗法的研究,共生成 9 个数据库:

- 中药治疗的综述
- 中药治疗的随机对照或非随机对照临床试验
- 中药治疗的无对照研究
- 针灸及相关疗法的综述
- 针灸及相关疗法的随机对照或非随机对照临床试验
- 针灸及相关疗法的无对照研究
- 其他中医疗法的综述
- 其他中医疗法的随机对照或非随机对照临床试验
- 其他中医疗法的无对照研究

中医综合疗法通过以上检索筛选后最终确定。除了电子数据库,同样查找系统评价的参考文献和纳入的研究来确定其他的文献。通过查找注册的临床试验来确定正在进行或已经完成的临床试验,必要时联系试验组织者获取相关数据。已检索的试验注册中心有:

澳大利亚 - 新西兰临床试验注册中心(ANZCTR)

中国临床试验注册中心(ChiCTR)

欧盟临床试验注册中心(EU-CTR)

美国临床试验注册网站(ClinicalTrials.gov)

二、文献纳入标准

- 研究的人群为中风后痉挛的患者(无论脑梗死或脑出血),中风的诊断通过 CT 或 MRI 确定。
- 干预措施为中药、针灸及相关疗法,治疗措施为单用或几种中医措施联用,或联合西医药物疗法 / 康复措施(表 4-1)。对于中西医结合疗法的研究,要求治疗组和对照组采用相同西药或康复措施。
- 对照组:为安慰剂、无治疗或者国际临床实践指南推荐的药物或康复治疗。
- 结局指标:研究至少报告一个预设的结局指标(表 4-2)。

表 4-1　中医药干预在临床证据评价中的应用

类型	干预
中草药	口服中药、中药熏蒸、中药外敷
针灸及相关疗法	针刺、电针、头针、穴位按压、艾灸、埋线、穴位注射
其他中医疗法	推拿、刮痧、放血
中医综合疗法	综合治疗是指两种或两种以上不同类别的中医疗法联合使用,如中药联合针灸干预,或中药联合推拿治疗

表 4-2　拟纳入的结局指标

评定项目	评定措施	评定分数
运动功能	Fugl-Meyer 运动功能评估量表评定运动功能	满分 100 分,分值越高越好
	Fugl-Meyer 运动功能量评估表评定上肢运动功能	满分 66 分,分值越高越好
	Fugl-Meyer 运动功能评估量表评定下肢运动功能	满分 34 分,分值越高越好

评定项目	评定措施	评定分数
痉挛评定	Ashworth 量表(AS)	5 个等级(0~4),级别越低越好
	改良 Ashworth 量表(MAS)	6 个等级(0,1,1+,2,3,4),级别越低越好
日常生活评定	Barthel 指数(BI)/改良 Barthel 指数(MBI)	满分 100 分,分值越高越好
不良事件	不良事件的数量和类型	

三、文献排除标准

不能合理评价中医药疗效的研究,例如中药疗法与其他中医疗法比较的研究;或者中西医结合的研究中,治疗组和对照组应用了不同西医治疗措施;由其他疾病所导致的痉挛的研究,如多发性硬化、脑外伤、脊髓损伤等。

四、结局指标

结局指标的纳入通过咨询本专著的临床指导专家组确定,包括在中风后痉挛研究中常用的结局指标。

1. Ashworth 量表（AS）和改良 Ashworth 量表（MAS）

Ashworth 量表最初是用来评价一种抗痉挛药物减轻多发性硬化患者的痉挛的疗效。此量表用于在患侧肢体做全关节活动范围的被动活动时,评定人员对患侧肢体关节运动肌群阻力和肌张力的客观评定。Ashworth 量表最初只分 5 个等级(0~4 级),1987 年,Bohannon 和 Smith 再增加了 1 个等级(1+),并修改了量表的描述使量表敏感度更好(表 1-1),新的内容包含了被动活动时运动肌群阻力的近似值以及阻力在什么时候出现。

改良 Ashworth 量表在临床上获得了广泛的认可,常用于评估肌肉痉挛状况,但是还没有形成标准化的评定流程或如何使用此量表的指南;虽然该量表评定相对比较简短,但是让患侧肢体/关节做被动活动可能会使患者感到不适。

2. Fugl-Meyer 运动功能评估量表（Fugl-Meyer assessment of motor recovery，FMA）

FMA 评分是一种用于评估中风后偏瘫患者的运动、平衡、感觉、关节功能的特异性损伤指标。其评定的内容包括 5 个方面:运动功能(上肢和下肢)、感觉、平衡(站立和坐位)、关节活动度和关节疼痛。运动领域的条目来自 Twitchell 在 1951 年的中风后运动康复自然史和 Brunnstrom 有关运动康复的描述。

FMA 的每个评分项目用 3 个等级来评定基本功能:分别计 0 分(不能完成)、1 分(部分完成)和 2 分(充分完成)。总得分为 226 分,分为以下几个方面:运动功能 100 分(上肢 66 分、下肢 34 分)、感觉功能为 24 分(轻触觉和位置觉)、平衡功能为 14 分(坐位 6 分、站立 8 分)、关节活动度和关节疼痛均为 44 分。功能损伤的严重程度根据 FMA 评分进行分级。

FMA 评分各部分分开评价管理较常见,完成整个量表的评价需要 30~45 分钟,运动功能的评价需要 20 分钟内完成,评价通常需要经过培训的物理治疗师一对一地直接观察来完成。

FMA 被国际普遍接受和广泛应用,运动功能的评估是基于明确的、可观察到的运动恢复阶段进行,目前已经作为衡量其他量表有效性的金标准。

3. Barthel 指数（BI）和改良 Barthel 指数（MBI）

BI 作为评估日常生活活动能力的量表自 1965 年应用至今,最初作为简单的独立性指标来量化评价神经肌肉或肌肉骨骼疾病患者照顾自身的能力,它可能是目前应用最广泛的评价功能障碍的量表。

BI 易于评估自我照顾和日常生活能力,由日常生活的 10 个方面组成,通过直接观察可评价。通过权重评分评价患者的独立性/依赖性。10 项中的 8 项与个人的护理照料有关,其余 2 项与运动能力有关。该指数总分 100 分,得分越高,功能独立程度越好。

MBI 由 Shah 和 Vanchay 改良后引进,用于提高量表的灵敏度。MBI 使用 5 个等级评估日常生活能力,10 个评定项目从 0(完全依赖)到最大的 5、10 或 15(完全独立)。10 个项目包括:肛门控制(大便控制)、膀胱控制(小便控制)、个人卫生、如厕、进食、床 - 椅转移、平地行走、穿衣、上下楼梯、洗澡。MBI 具有更高的敏感度,较 BI 可信性增高,并且不会造成额外的困难或影响执行时间。此外,另一个 MBI 版本也是改编自原来的 BI,评定的 10 个项目相同但满分为 20 分(每个项目得分范围为 0 到 2 或 3)。然而,由于缺乏独立性 / 依赖性的阈值的一致性,并且使用几种不同的评分系统,使得各组 / 研究之间的比较更加困难。

五、偏倚风险评估

采用 Cochrane 协作网的工具,从选择性偏倚、实施偏倚、测量偏倚、减员偏倚和报告偏倚几个方面评价临床试验的偏倚。评价的条目包括:①随机分配方法;②分配方案隐藏;③实施者和参与者双盲;④结果测量者采用盲法;⑤结果数据完整性;⑥选择性报告研究结果。每个部分根据偏倚风险评估工具的评价标准做出"低风险""高风险""不清楚"的判断。其中,低风险代表存在偏倚的可能性很小;高风险则代表存在明显的偏倚,可严重削弱对研究结果的信心;不清楚表示根据研究提供的信息,不能判断是否存在潜在偏倚,结果可能令人怀疑。偏倚风险评估分别由两名研究人员独立评价,不一致处通过讨论或咨询第三方解决。

偏倚风险评估内容具体包括以下 6 个方面:

• 随机序列的产生:详细描述随机分配序列产生的方法,以便评估不同分配组之间是否具有可比性。低风险包括随机时使用随机数字表、计算机统计软件产生随机数字等;高风险则指以奇数 / 偶数,甚至生日或入院日期等非随机序列进行分组。

• 分配方案的隐藏:详细描述隐藏随机分配方案的方法,确定干预措施的分配方法在纳入时或研究期间是否被预知。低风险包括中央随机化、密封信封等;高风险包括根据开放的随机序列等其他明显未经隐藏的方法。

● 对受试者和试验人员实施盲法：描述所有对受试者和试验人员施盲的方法，此外，必须判断研究提供的盲法细节的有效性。若从细节中可确定对受试者和试验人员实施了盲法，则判断为低风险；若未设置盲法或盲法设置不当，则判断为高风险。

● 对结局评价者设盲：描述所有对结局评价者施盲的方法，此外，必须判断研究提供的盲法细节的有效性。若从细节中可确定对结局评价者实施了盲法，则判断为低风险；若未设置盲法或盲法设置不当，则判断为高风险。

● 不完全结局数据：描述每个主要结局指标结果数据的完整性，包括失访、排除分析的数据以及相关的原因。若无缺失数据、缺失数据原因与真实结局不相关、组间缺失均衡或原因相似，则判断为低风险；若为不明原因的数据缺失则判断为高风险。

● 选择性结局报告：参考研究计划或报告中预先设定的结局指标。如果文章报告了研究方案中设定的结局指标，或报告了所有预先设定的结局指标，则判断为低风险；若没有完整报告研究方案中预先设定的结局指标，或一个/多个主要结局指标不是按预先设定的方案报告，则判断为高风险。

六、数据分析

采用描述性统计方法对纳入研究的中医证候、中药方、单味药、穴位的频率进行分析。如果有两篇以上研究报告了中医证候，则进行频率分析；若两篇以上研究报告了中药方及单味药，则分析使用频率最高的前 20 种中药方及单味药；若两篇以上研究报告了具体穴位，则分析出使用频率最高的 10 个穴位（如果达到 10 个）。由于数据来源有限，本章报告的单一中医证候或单个穴位的使用情况仅为读者提供参考。

统计检验及结果的术语将在词汇表中列出。二分类变量以相对危险度（RR）的 95% 可信区间（CI）表示，连续性变量以均数差（MD）或标准化均数差（SMD）的 95% 可信区间（CI）表示。使用 I^2 统计量进行异质性判断。I^2 大于 50% 则表明异质性高。为了探索潜在异质性来源，我们对随机序列产生为低风险的研究进行了敏感性分析。此外，如果条件允许，还将对病程、疗程、中医证型、中药方、对照措施等进行亚组分析。所有的研究采用随机效应模型进行分析,主要是基于纳入研究在研究方案、受试者招募及筛选、干预措施及合并应用等方面难以避免的临床异质性的考虑,以期提供更加稳健(保守)的合并效应值估计。

七、证据汇总

参考 GRADE(The Grading of Recommendations Assessment,Development,and Evaluation)系统地对关键和重要结局指标的证据质量进行评价,并以结果总结表的形式汇总呈现。结果也呈现了中风后痉挛的结局指标重要性的评价。

通过成立专家组对证据质量进行评价,包括系统评价小组、中医师、中西医结合专家、方法学专家和西医师。评估的内容包括中药、针灸和其他中医疗法中主要干预措施的重要性,以及对照措施和结局指标的重要性。从以下 5个因素评价各结局指标的质量:

- 研究设计的局限性(偏倚风险评估)
- 结果的不一致性(难以解释的异质性)
- 证据的间接性(包括研究间的干预措施、人群、对照措施、预期结局是否存在间接性)
- 不精确性(结果的不确定性)
- 发表偏倚(选择性发表偏倚)

5 个因素中出现一个因素就会降低证据质量。另外,证据质量升级的3 个主要因素为:效应量大、剂量反应(梯度证据)和所有可能的混杂因素。升高证据质量的情况主要与观察性研究(包括队列、病例对照、前后对照和时间序列研究)有关。本书仅对纳入的 RCT 研究进行 GRADE 证据质量评价,因此不涉及上述升高证据质量的情况。

值得注意的是,结果总结表呈现了主要干预措施包括中药、针灸和其他中医疗法的效果。由于各地中医临床实践(药物的可获得性、医保、医生经验、患者意愿等)差别较大,结果总结表未包含推荐治疗方案,读者可根据当地医疗情况审慎解释和使用这些证据。同时应指出,GRADE 评价质量过程中存在一些主观的评价,但是评价小组的经验表明,证据质量的评价是相对透明和可靠的。

GRADE 工作组证据分级

高:我们非常确信真实的效应值接近效应估计值。

中:对效应估计值我们有中等程度的信心;真实值有可能接近估计值,但仍存在两者大不相同的可能性。

低:我们对效应估计值的确信程度有限;真实值可能与估计值大不相同。

极低:我们对效应估计值几乎没有信心;真实值很可能与估计值大不相同。

参 考 文 献

1. HIGGINS J, GREEN S. Cochrane handbook for systematic reviews of interventions [M]. Version 5. 1. 0. Hoboken: Wiley, 2011.

2. DUNCAN P W, ZOROWITZ R, BATES B, et al. Management of adult stroke rehabilitation care: a clinical practice guideline [J]. Stroke, 2005, 36 (9): e100-e143.

3. ASHWORTH B. Preliminary trial of carisoprodal in multiple sclerosis [J]. Practitioner, 1964, 192: 540-542.

4. BOHANNON R W, SMITH M B. Interrater reliability of a modified Ashworth scale of muscle spasticity [J]. Phys Ther, 1987, 67 (2): 206-207.

5. GREGSON J M, LEATHLEY M J, MOORE A P, et al. Reliability of measurements of muscle tone and muscle power in stroke patients [J]. Age Ageing, 2000, 29 (3): 223-228.

6. PANDYAN A D, JOHNSON G R, PRICE C I, et al. A review of the properties and limitations of the Ashworth and modified Ashworth scales as measures of spasticity [J]. Clin Rehabil, 1999, 13 (5): 373-383.

7. VAN WIJCK F M, PANDYAN A D, JOHNSON G R, et al. Assessing motor deficits in neurological rehabilitation: patterns of instrument usage [J]. Neurorehab Neural Re, 2001, 15 (1): 23-30.

8. FUGL-MEYER A R, JAASKO L, LEYMAN I, et al. The post-stroke hemiplegic patient. 1. a method for evaluation of physical performance [J]. Scand J Rehabil Med, 1975, 7 (1): 13-31.

9. GLADSTONE D J, DANELLS C J, BLACK S E. The Fugl-Meyer assessment of motor recovery after stroke: a critical review of its measurement properties [J]. Neurorehab Neural Re, 2002, 16 (3): 232-240.

10. DUNCAN P W, GOLDSTEIN L B, HORNER R D, et al. Similar motor recovery of upper and lower extremities after stroke [J]. Stroke, 1994, 25 (6): 1181-1188.

11. FUGL-MEYER A R. Post-stroke hemiplegia assessment of physical properties [J]. Scand J Rehabil Med, 1980, 7: 85-93.

12. MAHONEY F I, BARTHEL D W. Functional evaluation: the Barthel index [J]. Md State Med J, 1965, 14: 61-65.

13. SHAH S, VANCLAY F, COOPER B. Improving the sensitivity of the Barthel Index for stroke rehabilitation [J]. J Clin Epidemiol, 1989, 42: 703-709.

14. COLLIN C, WADE D T, DAVIES S, et al. The Barthel ADL Index: a reliability study [J]. Int Disabil Stud, 1988, 10 (2): 61-63.

第五章　中药治疗中风后痉挛的临床研究证据

导语：本章评价了现有中药对中风后痉挛疗效的临床证据。我们严格筛选了中药（包括口服、外用及联合口服及外用中药）治疗中风后痉挛的临床研究。纳入的研究包括随机对照试验、非随机对照试验，以及无对照研究。

我们分别对随机对照试验、非随机对照试验的结果进行合并分析，用以评价单用中药，或中药联合常规疗法治疗中风后痉挛的疗效及安全性，不同研究类型的结果将被分开描述，仅对无对照研究的研究特点、详细的干预措施以及不良反应进行描述。主要结果如下：

- 仅有两项研究提及中风后痉挛的中医证型（分别是"风痰瘀血，痹阻脉络证"和"阴虚风动证"）。
- 口服中药联合康复训练可改善患者的肢体痉挛、提高运动功能及日常活动能力，常用中药包括白芍、当归、地龙、黄芪、伸筋草等。
- 常见的外用中药疗法包括熏蒸、热敷、湿热敷、外敷等疗法，联合常规康复训练可改善肢体痉挛、提高运动功能及日常生活活动能力，常用中药包括红花、当归、川芎等。
- 联合口服及外用中药也可改善患者的肢体痉挛、提高运动功能及日常活动能力，解痉合剂是最常被用于口服及外用治疗中风后痉挛的中药方。
- 安全性：口服及外用中药治疗中风后痉挛的不良反应较少。

一、现有系统评价证据

我们的检索中有 1 篇已发表的系统评价评估了芍药甘草汤的疗效。陈紫薇等通过检索中文数据库,系统评价了发表于 1990 年 1 月至 2015 年 11 月的关于芍药甘草汤治疗中风后痉挛的随机对照试验。该 Meta 分析纳入了包含 732 名中国患者的 10 项研究。研究者使用 Jadad 量表对纳入研究的方法学质量进行评价,其得分在 1~2 分之间。同时,研究者用有效率、Fugl-Meyer 运动功能评估量表(FMA)评分和 Barthel 指数(BI)来评价中药的疗效,但是,对有效率的计算并未做清晰的定义。至于中药安全性的评价,研究者则对不良事件进行了统计和描述。Meta 分析的结果提示,芍药甘草汤可能在改善中风后痉挛患者的 FMA 评分(7 项研究,*MD* 9.22［6.31,12.14］)和 BI 评分(4 个研究,*MD* 7.11［4.34,9.89］)等方面有益。但是,该 Meta 分析并未在亚组分析中对芍药、甘草单用或芍药甘草汤联合常规治疗的疗效进行区分。

二、临床研究文献筛选

通过检索 5 个英文和 4 个中文数据库共命中 22 597 条文献。其中,1 889 条文献需要通过阅读全文进一步筛选(图 5-1)。最终共纳入 63 项随机对照试验和 9 项无对照研究。我们依据中药干预措施的类型,分为口服、外用和口服联合外用中药三种,对临床证据进行合并分析并报告相关结果。其中有 1 项研究(H72)报告采用丹香冠心注射液进行肌内注射治疗中风后痉挛,该疗法因文化、法规等原因在国外应用受到一定限制,故分开描述。

在 62 项随机对照试验中,有 27 项研究评价了口服中药的疗效,24 项研究评价了外用中药,而余下的 11 项研究则评价了口服联合外用中药的疗效。9 项研究(H25,H29,H37,H42,H48,H54,H59,H60,H61)由于结局指标报告方式的差异,其结果不能被合并到 Meta 分析中。在 9 项无对照研究中,有 7 项无对照研究则评价了口服中药的疗效、1 项研究评价了外用中药的疗效,1 项研究评价了口服联合外用中药的疗效。

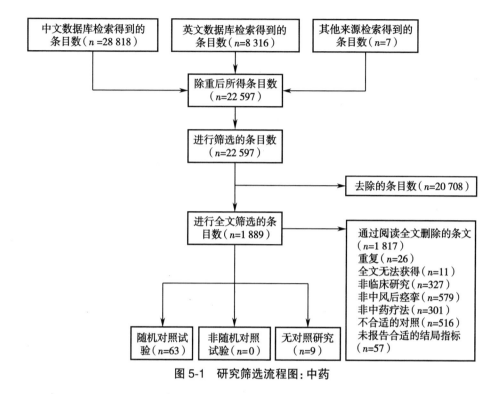

图 5-1　研究筛选流程图: 中药

三、口服中药的临床研究证据

(一) 口服中药的随机对照试验

所有 27 个随机对照试验均在中国医院的门诊或住院部进行。共纳入 1 612 名受试者, 平均年龄为 61.6 岁, 男性 (994 人) 多于女性 (589 人), 中风的病程平均为 58.7 天。另外, 仅有 2 项研究 (H16, H19) 明确了中医证型信息 (分别是"风痰瘀血, 痹阻脉络证"和"阴虚风动证")。

纳入研究的口服中药方差异大。纳入研究常用中药汤剂的剂量为 100~250ml/ 次, 2 次 / 天, 疗程为 14~56 天。

以下 3 个中药方在多个研究中评价: 补阳还五汤 (H5, H33), 瓜蒌桂枝汤 (H14, H60), 芍药甘草汤 (H20, H21) (表 5-1)。此外, 我们也计算了纳入研究的方药频次。最常用的中药包括白芍、当归、甘草、地龙、黄芪等 (表 5-2)。

表 5-1　随机对照试验中的常用口服中药方

常用方	研究数	组成
补阳还五汤	2（H5，H33）	黄芪、当归、赤芍、地龙、川芎、红花、桃仁
瓜蒌桂枝汤	2（H14，H60）	瓜蒌、桂枝、芍药、甘草、生姜、大枣
芍药甘草汤	2（H20，H21）	芍药、甘草

注：方剂组成来源于《中医方剂大辞典》或原文报告。

表 5-2　随机对照试验中的常用口服中药

常用中药	学名	研究数
白芍	*Paeonia lactiflora* Pall.	20
当归	*Angelica sinensis*（Oliv.）Diels	16
甘草	*Glycyrrhiza uralensis* Fisch.，*Glycyrrhiza inflata* Bat.，*Glycyrrhiza glabra* L.	14
地龙	*Pheretima aspergillum*（E. Perrier），*Pheretima vulgaris* Chen，*Pheretima guillelmi*（Michaelsen），*Pheretima pectinifera* Michaelsen	15
黄芪	*Astragalus membranaceus*（Fisch.）Bge. var. *mongholicus*（Bge.）Hsiao，*Astragalus membranaaceus*（Fisch.）Bge.	12
川芎	*Ligusticum chuanxiong* Hort.	10
桃仁	*Prunus persica*（L.）Batsch，*Prunus davidiana*（Carr.）Franch.	10
伸筋草	*Lycopodium japonicum* Thunb.	9
红花	*Carthamus tinctorius* L.	9
鸡血藤	*Spatholobus suberectus* Dunn	8
生地黄	*Regnabbua glutinosa* Libosch.	8
桂枝	*Cinnamomum cassia* Presl.	7
赤芍	*Paeonia lactiflora* Pall.，*Paeonia veitchii* Lynch	7
木瓜	*Chaenomeles speciosa*（Sweet）Nakai	6
全蝎	*Buthus martensii* Karsch	4
熟地黄	*Rehmannia glutinosa* Libosch.	4
石斛	*Dendrobium nobile* Lindl.，Dendrobium huoshanense C. Z. Tang et S. J. Cheng，*Dendrobium chrysotoxum* Lindl.，*Dendrobium fimbriatum* Hook.	4
大枣	*Ziziphus jujuba* Mill.	4
牛膝	*Achyranthes bidentata* Bl.	4

1. 偏倚风险评估

6项研究（H14,H25,H28,H34,H60,H62）因报告了恰当的随机序列产生方法被评为低偏倚风险。3项随机对照试验（H25,H60,H62）在分配隐藏方面被评为低偏倚风险。仅有1项研究（H62）因为使用了安慰剂而在受试者和研究者设盲方面被评为低偏倚风险，而其他研究未应用盲法故被评为高偏倚风险。在结局评价者盲法方面，所有研究均因未提及而被评为未知偏倚风险。1项研究（H60）由于超过15%的脱落率却未进行意向性分析而在不完全结局数据方面被评为高偏倚风险。2项研究（H14,H37）由于未完整报告预设的结局指标而在选择性结局报告方面被评为高偏倚风险。表5-3总结了偏倚风险评估的细节。

表 5-3　口服中草药随机对照试验偏倚风险评估

偏倚风险评估项目	低偏倚风险研究数目 /n（%）	未知偏倚风险研究数目 /n（%）	高偏倚风险研究数目 /n（%）
随机序列产生	6（22.2）	21（77.8）	0（0）
分配隐藏	3（11.1）	24（88.9）	0（0）
受试者盲法	1（3.7）	0（0）	26（96.3）
研究者盲法	1（3.7）	0（0）	26（96.3）
结局评价者盲法	0（0）	27（100.0）	0（0）
不完整结局数据	26（96.3）	0（0）	1（3.7）
选择性结局报告	0（0）	25（92.6）	2（7.4）

2. 结局指标

纳入研究的主要结局指标包括 Ashworth 量表（AS）或改良 Ashworth 量表（MAS）、FMA 和 BI 评分。口服中药的疗效将依据上述预设结局指标分别进行评估和阐述。

（1）（改良）Ashworth 量表（AS 或 MAS）

对于 AS 或 MAS，纳入研究报告了上肢、下肢以及未明确部位的结果。我们依据不同的对照措施分别进行分析。

MAS（上肢）

2项随机对照试验（口服中药 vs. 常规内科治疗和 / 或康复训练）（H21,

H30)报告了 AS 或 MAS(上肢)。其 Meta 分析结果提示,口服中药与常规内科治疗和 / 或康复训练的疗效差异无统计学意义(*SMD*:-0.31［-0.63,0.01］,I^2=0%)(表 5-4)。

另外,5 项研究(H13,H17,H19,H21,H34)(口服中药联合常规内科治疗和 / 或康复训练 vs. 常规内科治疗和 / 或康复训练)报告了 AS 或 MAS(上肢)。其 Meta 分析结果提示,联合口服中药疗效更佳(*SMD*:-1.15［-2.05,-0.25］),尽管该结果异质性高(I^2=94%)(表 5-4)。1 项研究(H62)(口服中药 vs. 安慰剂)提示口服中药对改善 MAS(上肢)无效(*MD*:0.08［-0.21,0.37］)。

MAS(下肢)

仅有 1 项研究(H30)(口服中药 vs. 常规内科治疗)报告了 AS 或 MAS(下肢)。其结果显示,口服中药疗效优于常规内科治疗(*MD*:-0.67［-1.00,-0.34］)(表 5-4)。

6 项研究(H2,H3,H13,H19,H34,H57)(口服中药联合常规内科治疗和 / 或康复训练 vs. 常规内科和 / 或康复训练)报告了 AS 或 MAS(下肢)。其 Meta 分析的结果提示,联合口服中药更为有效(*SMD*:-1.10［-1.85,-0.35］),尽管该结果异质性高(I^2=89%)(表 5-4)。

MAS(未明确部位)

2 项研究(H35,H56)(口服中药 vs. 常规内科治疗和 / 或康复训练)报告了 AS 或 MAS(未明确部位)评分。其结果提示,两者的疗效差异无统计学意义(*SMD*:-0.24［-0.76,0.28］,I^2=39%)(表 5-4)。

另有 2 项研究(H5,H16)(口服中药联合常规内科治疗和 / 或康复训练 vs. 常规内科治疗和 / 或康复训练)的结果也显示两者的疗效差异无统计学意义(*SMD*:-0.55［-1.59,0.50］,I^2=88%)(表 5-4)。

(2)Fugl-Meyer 运动功能评估量表(FMA)

对于 FMA,纳入研究报告了 FMA(运动总分)、FMA(上肢)或 FMA(下肢)评分。依据对照不同,我们分别对其结果进行分析。

FMA(运动总分)

4 项研究(H1,H20,H35,H56)(口服中药 vs. 常规内科治疗和 / 或康复训练)报告了 FMA(运动总分)评分。其结果提示,口服中药疗效优于常规内科治疗和/或康复训练(MD:12.78［8.11,17.45］,I^2=0)(表5-4)。

6项研究(H2,H3,H14,H16,H28,H32)(口服中药联合常规内科治疗和/或康复训练 vs. 常规内科治疗和/或康复训练)的结果发现,对比单纯常规内科治疗和/或康复训练,联合口服中药组效果更佳(MD:8.80［3.25,14.35］),但该结果异质性高(I^2=85%)(表5-4)。

FMA(上肢)

仅有1项研究(H30)(口服中药 vs. 常规内科治疗)报告了FMA(上肢)评分。其结果提示,口服中药的疗效优于常规内科治疗(MD:22.80［16.82,28.78］)。

3项研究(H5,H19,H57)(口服中药联合常规内科治疗和/或康复训练 vs. 常规内科治疗和/或康复训练)报告了FMA(上肢)评分。其Meta分析的结果提示,口服中药联合常规内科治疗和/或康复训练的疗效更好(MD:3.05［0.17,5.93］,I^2=33%)(表5-4)。

1项研究(H62)(口服中药 vs 安慰剂)报告了FMA(上肢)评分。其结果提示,口服中药疗效优于安慰剂(MD:7.48［0.37,14.59］)。

FMA(下肢)

1项研究(H30)(口服中药 vs 常规内科治疗)的结果提示,对比常规内科治疗,口服中药在改善中风后痉挛患者的FMA(下肢)评分方面疗效更佳(MD:14.59［10.53,18.65］)。

3项研究(H5,H19,H57)(口服中药联合常规内科治疗和/或康复训练 vs. 常规内科治疗和/或康复训练)报告了FMA(下肢)评分。其Meta分析的结果提示,口服中药联合常规内科治疗和/或康复训练的疗效更好(MD:4.08［2.47,5.68］,I^2=0%)(表5-4)。

(3) Barthel指数(BI)

3项研究(H20,H31,H56)(口服中药 vs. 常规内科治疗和/或康复训练)报告了BI。其Meta分析的结果提示,口服中药疗效优于常规内科治疗和/或康复训练(MD:9.87［5.04,14.71］,I^2=42%)(表5-4)。

9项研究(H2,H5,H13,H14,H28,H32,H33,H34,H57)(口服中药联合常规内科治疗和/或康复训练 vs. 常规内科治疗和/或康复训练)也报告了BI。

其 Meta 分析的结果提示,联合口服中药较单纯常规内科治疗和 / 或康复训练疗效更佳(MD:8.47 [5.20,11.74]),但结果异质性高(I^2=78%)(表 5-4)。

1 项研究(H62)(口服中药 vs. 安慰剂)的结果显示,口服中药与安慰剂在改善 BI 方面的疗效差异无统计学意义(MD:-0.52 [-9.31,8.27])。

表 5-4　口服中药疗效 Meta 分析结果

对照措施	结局指标	研究数	受试者数	效应量(MD 或 SMD [95% CI])	I^2/%	纳入研究
口服中药 vs. 常规内科治疗和 / 或康复训练	AS 或 MAS(上肢)	2	158	-0.31 [-0.63,0.01]	0	H21,H30
	AS 或 MAS(非明确部位)	2	98	-0.24 [-0.76,0.28]	39	H35,H56
	FMA(运动总分)	4	228	12.78 [8.11,17.45]*	0	H1,H20,H35,H56
	BI	3	160	9.87 [5.04,14.71]*	42	H20,H31,H56
口服中药联合常规内科治疗和 / 或康复训练 vs. 常规内科治疗和 / 或康复训练	AS 或 MAS(上肢)	5	382	-1.15 [-2.05,-0.25]*	94	H13,H17,H19,H21,H34
	AS 或 MAS(下肢)	6	334	-1.10 [-1.85,-0.35]*	89	H2,H3,H13,H19,H34,H57
	AS 或 MAS(非明确部位)	2	135	-0.55 [-1.59,0.50]	88	H5,H16
	FMA(运动总分)	6	416	8.80 [3.25,14.35]*	85	H2,H3,H14,H16,H28,H32
	FMA(上肢)	3	137	3.05 [0.17,5.93]*	33	H5,H19,H57
	FMA(下肢)	3	137	4.08 [2.47,5.68]*	73	H5,H19,H57
	BI	9	553	8.47 [5.20,11.74]*	78	H2,H5,H13,H14,H28,H32,H33,H34,H57

注:* 表示有统计学差异。

3. GRADE 评价

单纯口服中药,以及口服中药联合常规内科治疗和 / 或康复训练,对比常规内科治疗和 / 或康复训练,治疗中风后痉挛的整体证据质量低(表 5-5 和表 5-6)。口服中药对比安慰剂证据质量为中等(表 5-7),因为其小样本量降低了我们对该证据质量的把握。

表 5-5 常规内科治疗和 / 或康复训练 vs. 口服中药治疗中风后痉挛的结果总结表

结局指标	患者数（研究数）	证据质量（GRADE）	效应量	
			常规内科治疗和 / 或康复训练	口服中药［95%*CI*］
AS/MAS（上肢）	158（2RCTs）	⊕⊕○○ 低 a,b	—	降低 0.31 分［−0.63, 0.01］
MAS（下肢）	60（1RCT）	⊕⊕○○ 低 a,b	平均 2.23 分	降低 0.67 分［−1.00, −0.34］
FMA（运动）	228（4RCTs）	⊕⊕○○ 低 a,b	平均 51.93 分	提高 12.78 分［8.11, 17.45］
FMA（上肢）	60（1RCT）	⊕⊕○○ 低 a,b	平均 25.03 分	提高 22.8 分［16.82, 28.78］
FMA（下肢）	60（1RCT）	⊕⊕○○ 低 a,b	平均 27.21 分	提高 14.59 分［10.53, 18.65］
BI	160（3RCTs）	⊕⊕○○ 低 b,c	平均 58.52 分	提高 9.87 分［5.04, 14.71］

说明:
a. 受试者及研究人员未设置盲法
b. 样本量不足限制了结果的准确性
c. 可能存在实质性统计学异质性

相关研究文献:
AS 或 MAS（上肢）:H21, H30
MAS（下肢）:H30
FMA（运动总分）:H1, H20, H35, H56
FMA（上肢）:H30
FMA（下肢）:H30
BI:H20, H31, H56

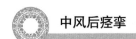

表5-6　常规内科治疗和 / 或康复训练 vs. 口服中药 + 常规内科治疗和 /
或康复训练治疗中风后痉挛的结果总结表

结局指标	患者数（研究数）	证据质量（GRADE）	效应量	
			常规内科治疗和 / 或康复训练	口服中药联合常规内科治疗和 / 或康复训练［95%CI］
AS/MAS（上肢）	382（5RCTs）	⊕⊕○○ 低 a,b	—	降低 1.15 分［−2.05，−0.25］
AS/MAS（下肢）	334（6RCTs）	⊕⊕○○ 低 a,b	—	降低 1.1 分［−1.85，−0.35］
FMA（运动总分）	416（6RCTs）	⊕⊕○○ 低 a,b	平均 65.10 分	提高 8.8 分［3.25，14.35］
FMA（上肢）	137（3RCTs）	⊕⊕○○ 低 a,c	平均 29.46 分	提高 3.05 分［0.17，5.93］
FMA（下肢）	137（3RCTs）	⊕⊕○○ 低 a,c	平均 21.91 分	提高 4.08 分［2.47，5.68］
BI	553（9RCTs）	⊕⊕○○ 低 a,b	平均 53.36 分	提高 8.47 分［5.2，11.74］

说明：
a. 受试者、研究人员及结局评价者未设置盲法
b. 高统计学异质性
c. 样本量不足限制了结果的准确性

相关研究文献：
AS 或 MAS（上肢）：H13，H17，H19，H21，H34
AS 或 MAS（下肢）：H2，H3，H13，H19，H34，H57
FMA（运动总分）：H2，H3，H14，H16，H28，H32
FMA（上肢）：H5，H19，H57
FMA（下肢）：H5，H19，H57
BI：H2，H5，H13，H14，H28，H32，H33，H34，H57

表 5-7　安慰剂 vs. 口服中药治中风后痉挛的结果总结表

结局指标	患者数（研究数）	证据质量（GRADE）	效应量	
			安慰剂	口服中药［95%CI］
MAS（上肢）	50（1RCT）	⊕⊕⊕○中 [a]	平均 1.38 分	提高 0.08 分（−0.21, 0.37）
FMA（上肢）	50（1RCT）	⊕⊕⊕○中 [a]	平均 30.56 分	提高 7.48 分（0.37, 14.59）
BI	50（1RCT）	⊕⊕⊕○中 [a]	平均 43.56 分	提高 0.52 分（9.31, 8.27）
说明：a. 样本量不足限制了结果的准确性				
相关研究文献： MAS（上肢）：H62 FMA（上肢）：H62 BI：H62				

4. 治疗中风后痉挛阳性结果 Meta 分析的常用口服中药

表 5-8 总结了治疗中风后痉挛阳性结果 Meta 分析的常用口服中药。中药频次依据结局指标（MAS、FMA 和 BI）进行分类统计，其中白芍、当归、地龙、黄芪和伸筋草是各结局指标下均常用的中药。

表 5-8　治疗中风后痉挛阳性结果 Meta 分析的常用口服中药

结局指标	Meta 分析数	研究数	中药	学名	使用该中药的研究数
AS/MAS	2	8	白芍	*Paeonia lactiflora* Pall.	4
			当归	*Angelica sinensis*（Oliv.）Diels	4
			地龙	*Pheretima aspergillum*（E. Perrier），*Pheretima vulgaris* Chen，*Pheretima guillelmi*（Michaelsen），*Pheretima pectinifera* Michaelsen	4
			黄芪	*Astragalus membranaceus*（Fisch.）Bge. var. *mongholicus*（Bge.）Hsiao，*Astragalus membranaceus*（Fisch.）Bge.	4

续表

结局指标	Meta 分析数	研究数	中药	学名	使用该中药的研究数
AS/MAS	2	8	川芎	*Ligusticum chuanxiong* Hort.	3
			甘草	*Glycyrrhiza uralensis* Fisch., *Glycyrrhiza inflata* Bat., *Glycyrrhiza glabra* L.	3
			山茱萸	*Cornus officinalis* Sieb. et Zucc.	3
			伸筋草	*Lycopodium japonicum* Thunb.	3
			生地黄	*Rehmannia glutinosa* Libosch.	3
FMA	3	10	白芍	*Paeonia lactiflora* Pall.	6
			当归	*Angelica sinensis* (Oliv.) Diels	4
			甘草	*Glycyrrhiza uralensis* Fisch., *Glycyrrhiza inflata* Bat., *Glycyrrhiza glabra* L.	4
			地龙	*Pheretima aspergillum* (E. Perrier), *Pheretima vulgaris* Chen, *Pheretima guillelmi* (Michaelsen), *Pheretima pectinifera* Michaelsen	3
			桂枝	*Cinnamomum cassia* Presl.	3
			黄芪	*Astragalus membranaceus* (Fisch.) Bge. var. *mongholicus* (Bge.) Hsiao, *Astragalus membranaceus* (Fisch.) Bge.	3
			鸡血藤	*Spatholobus suberectus* Dunn	3
			木瓜	*Chaenomeles speciosa* (Sweet) Nakai	3
			伸筋草	*Lycopodium japonicum* Thunb.	3
			天麻	*Gastrodia elata* Bl.	3
BI	1	9	白芍	*Paeonia lactiflora* Pall.	7
			当归	*Angelica sinensis* (Oliv.) Diels	4
			地龙	*Pheretima aspergillum* (E. Perrier), *Pheretima vulgaris* Chen, *Pheretima guillelmi* (Michaelsen), *Pheretima pectinifera* Michaelsen	4

结局指标	Meta分析数	研究数	中药	学名	使用该中药的研究数
BI	1	9	甘草	*Glycyrrhiza uralensis* Fisch., *Glycyrrhiza inflata* Bat., *Glycyrrhiza glabra* L.	4
			黄芪	*Astragalus membranaceus* (Fisch.) Bge. var. *mongholicus* (Bge.) Hsiao, *Astragalus membranaceus* (Fisch.) Bge.	4
			伸筋草	*Lycopodium japonicum* Thunb.	3

(二) 口服中药的无对照研究

我们检索发现了7项评价口服中药治疗中风后痉挛的无对照研究(H63, H64, H65, H66, H67, H68, H70)。其中,4项研究是单病例报告(H63, H64, H67, H68),而其余3项研究是病例系列研究(H65, H66, H70)。这7项研究共纳入了112名受试者。

这些研究共报告使用了7个不同的中药方:芍药甘草汤、舒筋止痉汤、桂枝加附子汤、化瘀通脉汤、柔肝通络汤合舒筋解痉汤、自拟益气养阴方以及拘痉方。但这些方均仅被单个研究所报告。另外,白芍是其中最常用的中药。

2项研究(H65, H70)用MAS和CSI来报告痉挛的变化。一项研究(H66)报告了有效率的改善,但具体信息不详。还有4项研究(H63, H64, H67, H68)报告了症状的改善。

所有7项研究均认为口服中药治疗中风后痉挛有效。另外,这些研究也未报告不良事件。

口服中药的安全性

34项研究中有6项研究(H1, H20, H31, H58, H59, H62)对不良事件的有关信息进行了报告。其中,1项研究(H1)报告口服中药组出现了2例轻微恶心,但该研究并未探究不良事件与口服中药的关系。由于大多数研究并未对安全性指标进行报告,所以口服中药治疗中风后痉挛的安全性仍然不清楚。将来的临床研究应考虑口服药的安全性。

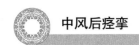

四、外用中药的临床研究证据

共纳入25项研究(24项随机对照试验和1项无对照研究)。

(一)外用中药的随机对照试验

24项随机对照试验共纳入2 507名医院门诊或住院部患者。据报道,纳入受试者平均年龄为62.1岁。报告性别信息的研究中男性(1 175名)多于女性(883名)。其中风后平均病程为48.9天。但是纳入研究均未报告中医证型。

随机对照试验中使用外用中药差异大,但其常用中药外敷使用方法是1~3次/天,疗程为15~80天。仅有舒筋活络洗剂在2项研究(H23,H24)中使用,中药组成包括:黄芪、当归、党参、桃仁、红花、川芎、苏木、桑枝、伸筋草、鸡血藤、木瓜、威灵仙、丹参、马钱子,其余研究均使用各不相同或未命名的中药方。

另外,我们对纳入研究常用的外用中药进行了频次分析,常用的中药包括红花、伸筋草、木瓜、当归、川芎、白芍等(表5-9)。

表5-9　随机对照试验中的常用外用中药

常用中药	学名	研究数
红花	*Carthamus tinctorius* L.	18
伸筋草	*Lycopodium japonicum* Thunb.	12
木瓜	*Chaenomeles speciosa*(Sweet)Nakai	12
当归	*Angelica sinensis*(Oliv.)Diels	12
川芎	*Ligusticum chuanxiong* Hort.	10
白芍	*Paeonia lactiflora* Pall.	9
桂枝	*Cinnamomum cassia* Presl.	9
丹参	*Salvia miltiorrhiza* Bge.	9
苏木	*Caesalpinia sappan* L.	7
地龙	*Pheretima aspergillum*(E. Perrier),*Pheretima vulgaris* Chen,*Pheretima guillelmi*(Michaelsen),*Pheretima pectinifera* Michaelsen	7
桑枝	*Morus alba* L.	6

续表

常用中药	学名	研究数
鸡血藤	*Spatholobus suberectus* Dunn	6
透骨草	*Phryma leptostachya* subsp. *asiatica*（Hara）Kitamura	6
威灵仙	*Clematis chinensis* Osbeck.，*Clematis hexapetala* Pall.，*Clematis manshurica* Rupr.	5
没药	*Commiphora myrrha* Engl.，*Commiphora molmol* Engl.	5
乳香	*Boswellia carterii* Birdw.，Boswellia bhaw-dajiana Birdw.	5
艾叶	*Artemisia argyi* Lévl. et Vant.	5
甘草	*Glycyrrhiza uralensis* Fisch.，*Glycyrrhiza inflata* Bat.，*Glycyrrhiza glabra* L.	5
桃仁	*Prunus Persica*（L.）Batsch，Prunus *davidiana*（Carr.）Franch.	5
黄芪	*Astragalus membranaceus*（Fisch.）Bge. var. *mongholicus*（Bge.）Hsiao，*Astragalus membranaceus*（Fisch.）Bge.	5

1. 偏倚风险评估

7项研究（H18,H23,H24,H27,H44,H46,H49）使用了正确的随机序列生成方法而被评为低偏倚风险。所有试验在分配隐藏方面均被评为未知偏倚风险。所有纳入研究在受试者、研究者和结局评价者盲法方面均被评为高偏倚风险。在不完整结局数据方面,所有研究均被评为低偏倚风险。表5-10总结了偏倚风险评估的结果。

表5-10　外用中药随机对照试验偏倚风险评估

偏倚风险评估项目	低偏倚风险研究数目 /n（%）	未知偏倚风险研究数目 /n（%）	高偏倚风险研究数目 /n（%）
随机序列产生	7（28）	17（72）	0（0）
分配隐藏	0（0）	24（100）	0（0）
受试者盲法	0（0）	0（0）	24（100）
研究者盲法	0（0）	0（0）	24（100）
结局评价者盲法	0（0）	24（100）	0（0）
不完整结局数据	24（100）	0（0）	0（0）
选择性结局报告	0（0）	24（100）	0（0）

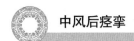
2. 结局指标

(1)(改良)Ashworth 量表(AS 或 MAS)

对于 AS 或 MAS，纳入研究报告了上肢、下肢以及未明确部位的结果。我们依据不同的对照措施分别进行分析。

MAS(上肢)

2 项随机对照试验(H15，H27)(外用中药 vs. 常规内科治疗和 / 或康复训练)报告了 MAS(上肢)评分。其 Meta 分析结果显示，两组疗效差异并无统计学意义(SMD：−0.11 [−0.46，0.24]，I^2=0)(表 5-11)。

7 项研究(H26，H39，H43，H44，H45，H46，H49)(外用中药联合常规内科治疗和 / 或康复训练 vs. 常规内科治疗和 / 或康复训练)报告了 MAS(上肢)评分。其 Meta 分析结果提示，联合外用中药效果更佳(SMD：−0.97 [−1.37，−0.57])，尽管异质性高(I^2=76%)(表 5-11)。敏感性分析中，在仅纳入随机序列产生方面被评为低偏倚风险的研究(H44，H46，H49)时，其异质性可降为 0。

MAS(下肢)

2 项研究(H4，H27)(外用中药 vs. 常规内科治疗和 / 或康复训练)报告了(改良)MAS(下肢)评分。其 Meta 分析结果显示，两组疗效差异无统计学意义(SMD：−0.28 [−0.97，0.40])，且异质性高(I^2=75%)(表 5-11)。

6 项研究(H23，H26，H39，H43，H44，H46)(外用中药联合常规内科治疗和 / 或康复训练 vs. 常规内科治疗和 / 或康复训练)报告了(改良)Ashworth 量表(下肢)评分。其 Meta 分析结果提示，联合外用中药效果更佳(SMD：−0.82 [−1.15，−0.48]，I^2=59%)(表 5-11)。

MAS(非明确部位)

仅有 1 项研究(H50)报告了(外用中药 vs. 常规内科治疗)MAS(非明确部位)评分。其 Meta 分析结果显示，两组疗效差异无统计学意义(MD：−0.18 [−0.66，0.30])(表 5-11)。

另外 5 项研究(H7，H18，H36，H42，H54)(外用中药联合常规内科治疗和 / 或康复训练 vs. 常规内科治疗和 / 或康复训练)报告了 MAS(非明确部位)评分。其 Meta 分析结果显示，两组疗效差异并无统计学意义(SMD：−0.99

〔−1.99,0.00〕),且异质性高(I^2=94%)(表5-11)。

(2) Fugl-Meyer运动功能评估量表(FMA)

对于FMA,纳入研究报告了FMA(运动总分)、FMA(上肢)或FMA(下肢)评分。依据不同的对照措施,我们分别对其Meta分析结果进行分析。

FMA(运动总分)

4项研究(H36,H48,H51,H54)(外用中药联合常规内科治疗和/或康复训练 vs. 常规内科治疗和/或康复训练)报告了FMA评分(运动总分)。其Meta分析结果提示,联合外用中药效果更佳(MD:11.89〔8.93,14.85〕,I^2=12%)(表5-11)。

FMA(上肢)

2项研究(H27,H50)(外用中药 vs. 常规内科治疗和/或康复训练)报告了FMA评分(上肢)。其Meta分析结果提示,常规内科治疗和/或康复训练疗效更佳(MD:−2.69〔−3.51,−1.87〕,I^2=0%)(表5-11)。

2项研究(H24,H45)(外用中药联合常规内科治疗和/或康复训练 vs. 常规内科治疗和/或康复训练)报告了FMA评分(上肢)。其Meta分析结果提示,联合治疗效果更佳(MD:7.03〔3.12,10.95〕,I^2=29%)(表5-11)。

FMA(下肢)

1项研究(H27)(外用中药 vs. 常规内科治疗)的结果提示,相比常规内科治疗,外用中药疗效对FMA评分(下肢)改善效果更佳(MD:3.70〔3.00,4.40〕)。

另1项研究(H52)(用中药联合康复训练 vs. 康复训练)则提示联合治疗效果更好(MD:36.64〔31.21,42.07〕)。

(3) Barthel指数(BI)

2项研究(H27,H50)(外用中药 vs. 常规内科治疗和/或康复训练)报告了BI。但其Meta分析结果提示,两组疗效差异无统计学意义(MD:5.06〔−6.66,16.78〕,I^2=90%)(表5-11)。

7项研究(H26,H39,H43,H45,H51,H52,H54)(外用中药联合常规内科治疗和/或康复训练 vs. 常规内科治疗和/或康复训练)也报告了BI。其Meta分析结果提示联合治疗疗效更佳(MD:19.64〔14.73,24.55〕),但异质性高 I^2=98%(表5-11)。

表 5-11 外用中药的 Meta 分析结果

对照措施	结局指标	研究数	受试者人数	效应量 (MD 或 SMD [95% CI])	I^2%	纳入研究
外用中药 vs. 常规内科治疗和/或康复训练	AS 或 MAS（上肢）	2	124	-0.11 [-0.46, 0.24]	0	H15, H27
	AS 或 MAS（下肢）	2	140	-0.28 [-0.97, 0.40]	75	H4, H27
	FMA（上肢）	2	120	-2.69 [-3.51, -1.87]	0	H27, H51
	BI	2	120	5.06 [-6.66, 16.78]	90	H27, H50
外用中药联合常规内科治疗和/或康复训练 vs. 常规内科治疗和/或康复训练	AS 或 MAS（上肢）	7	475	-0.97 [-1.37, -0.57]*	76	H26, H39, H43, H44, H45, H46, H49
	AS 或 MAS（下肢）	6	398	-0.82 [-1.15, -0.48]*	59	H23, H26, H39, H43, H44, H46
	AS 或 MAS（未明确部位）	5	326	-0.99 [-1.99, 0.00]	94	H7, H18, H36, H42, H54
	FMA（运动总分）	4	326	11.89 [8.93, 14.85]*	12	H36, H48, H51, H54
	FMA（上肢）	2	87	7.03 [3.12, 10.95]*	29	H24, H45
	BI	7	580	19.64 [14.73, 24.55]*	88	H26, H39, H43, H45, H51, H52, H54

注:* 表示有统计学差异。

3. GRADE 评价

单纯外用中药,以及外用中药联合常规内科治疗和/或康复训练,对比常规内科治疗和/或康复训练,治疗中风后痉挛的整体证据质量低(表 5-12 和表 5-13)。

表 5-12　常规内科治疗和 / 或康复训练 vs. 外用中药治疗中风后痉挛的结果总结表

结局指标	受试者数（研究数）	证据质量（GRADE）	效应量	
			常规内科治疗和 / 或康复训练	外用中药 [95%*CI*]
AS/MAS（上肢）	124 (2RCTs)	⊕⊕○○ 低[a,b]	—	降低 0.11 分 [−0.46, 0.24]
AS/MAS（下肢）	140 (2RCTs)	⊕○○○ 很低[a,b,c]	—	降低 0.28 分 [−0.97, −0.40]
FMA（上肢）	120 (2RCTs)	⊕⊕○○ 低[a,b]	平均 56.07 分	降低 2.69 分 [−3.51, −1.87]
FMA（下肢）	60 (1RCT)	⊕⊕○○ 低[a,b]	平均 61.95 分	提高 3.70 分 [3.00, 4.40]
BI	120 (2RCTs)	⊕○○○ 很低[a,b,c]	平均 74.38 分	提高 5.06 分 [−6.66, 16.78]

说明：
a. 受试者、研究人员及结局评价者未设置盲法
b. 样本量不足限制了结果的准确性
c. 可能存在实质性统计学异质性

相关研究文献：
AS/MAS（上肢）: H15, H27
AS/MAS（下肢）: H4, H27
FMA（上肢）: H27, H50
FMA（下肢）: H27
BI: H27, H50

表 5-13　外用中药联合常规内科治疗和 / 或康复训练 vs. 常规内科治疗
和 / 或康复训练治疗中风后痉挛的结果总结表

结局指标	受试者数（研究数）	证据等级（GRADE）	效应量	
			常规内科治疗和 / 或康复训练	外用中药联合常规内科治疗和 / 或康复训练 [95%*CI*]
AS/MAS（上肢）	475 (7RCTs)	⊕⊕○○ 低[a,b]	—	降低 0.97 分 [−1.37, −0.57]
AS/MAS（下肢）	398 (6RCTs)	⊕⊕⊕○ 中[a,b]	—	降低 0.82 分 [−1.15, −0.48]
FMA（运动）	326 (4RCTs)	⊕⊕⊕○ 中[a]	平均 46.50 分	提高 11.89 分 [8.93, 14.85]

续表

结局指标	受试者数（研究数）	证据等级（GRADE）	效应量	
			常规内科治疗和/或康复训练	外用中药联合常规内科治疗和/或康复训练[95%*CI*]
FMA（上肢）	87（2RCTs）	⊕⊕○○ 低 a,c	平均24.25分	提高7.03分[3.12,10.95]
FMA（下肢）	80（1RCT）	⊕⊕○○ 低 a,c	平均51.72分	提高36.64分[31.21,40.07]
BI	580（7RCTs）	⊕⊕○○ 低 a,b	平均53.78分	提高19.64分[14.73,24.55]

说明：
a. 受试者、研究人员及结局评价者未设置盲法
b. 可能存在实质性统计学异质性
c. 样本量不足限制了结果的准确性

相关研究文献：
AS 或 MAS（上肢）：H26，H39，H43，H44，H45，H46，H49
AS 或 MAS（下肢）：H23，H26，H39，H43，H44，H46
FMA（M）：H36，H48，H51，H54
FMA（上肢）：H24，H45
FMA（下肢）：H52
BI：H26，H39，H43，H45，H51，H52，H54

4. 治疗中风后痉挛阳性结果 Meta 分析的常用外用中药

表 5-14 总结了治疗中风后痉挛阳性结果 Meta 分析的常用外用中药。中药频次依据结局指标（MAS、FMA 和 BI）进行分类统计，其中比较常用的中药包括红花、川芎和当归。

表 5-14　治疗中风后痉挛阳性结果 Meta 分析的常用口服中药

结局指标	Meta 分析数	研究数	中药	学名	使用该中药的研究数
MAS	2	8	红花	*Carthamus tinctorius* L.	6
			川芎	*Ligusticum chuanxiong* Hort.	5
			当归	*Angelica sinensis*（Oliv.）Diels	5
			白芍	*Paeonia lactiflora* Pall.	4
			木瓜	*Chaenomeles speciosa*（Sweet）Nakai	4
			伸筋草	*Lycopodium japonicum* Thunb.	4

续表

结局指标	Meta 分析数	研究数	中药	学名	使用该中药的研究数
FMA	3	6	红花	*Carthamus tinctorius* L.	6
			当归	*Angelica sinensis* (Oliv.) Diels	4
			川芎	*Ligusticum chuanxiong* Hort.	3
			丹参	*Salvia miltiorrhiza* Bge.	3
			地龙	*Pheretima aspergillum* (E. Perrier), *Pheretima vulgaris* Chen, *Pheretima guillelmi* (Michaelsen), *Pheretima pectinifera* Michaelsen	3
			桂枝	*Cinnamomum cassia* Presl.	3
			鸡血藤	*Spatholobus suberectus* Dunn	3
			木瓜	*Chaenomeles speciosa* (Sweet) Nakai	3
			桑枝	*Morus alba* L.	3
			伸筋草	*Lycopodium japonicum* Thunb.	3
BI	1	7	当归	Angelica sinensis (Oliv.) Diels	5
			地龙	*Pheretima aspergillum* (E. Perrier), *Pheretima vulgaris* Chen, *Pheretima guillelmi* (Michaelsen), *Pheretima pectinifera* Michaelsen	5
			红花	*Carthamus tinctorius* L.	5
			白芍	Paeonia lactiflora Pall.	4
			川芎	*Ligusticum chuanxiong* Hort.	4
			丹参	*Salvia miltiorrhiza* Bge.	4

（二）外用中药的无对照研究

我们通过检索发现 1 项评估外用中药治疗中风后痉挛的病例系列研究（H71）。该研究共纳入 57 名受试者,患者均接受拘痉方的熏蒸治疗。该中药方的组成包括黄芪、鸡血藤、白芍、甘草、骨碎补、木瓜、当归、伸筋草、透骨草、红花。

该研究中的患者为上肢或下肢痉挛。研究者在结论中认为外用中药治疗中风后痉挛是有效的。未报告不良事件相关信息。

73

外用中药的安全性

25 项研究中有 1 项研究(H24)报告了不良事件。其余研究均未提供这方面的相关信息。该研究报告的不良事件是 1 例外用中药治疗组患者在治疗期间出现流感样症状,但研究者并未继续探讨其与外用中药的关系。基于现有证据,外用中药治疗中风后痉挛的安全性是可以接受的。未来的临床研究需要同时关注中药的安全性。

五、口服联合外用中药的临床研究证据

共有 12 项评估口服联合外用中药疗效的临床研究符合我们的纳入标准。其中,11 项是随机对照试验,1 项是无对照研究。

(一)口服联合外用中药的随机对照试验

11 项随机对照试验纳入 1 063 名来自医院门诊或住院部的受试者。报告了性别的研究中,纳入受试者男性(545 人)多于女性(367 人),其平均年龄是 54.8 岁,中风后平均病程是 37.1 天。此外,纳入的研究均未采用中医辨证分型进行诊断或治疗。

纳入的随机对照试验使用了多种不同的口服和外用中药。其中,纳入研究常用口服中药汤剂用法为:100~150ml/次,1~2 次/天,疗程为 28~30 天;常用外用中药方用法也是 1~2 次/天,疗程也在 30 天左右。

方药方面,5 项研究(H6,H8,H9,H10,H61)评价了解痉合剂,2 项研究(H11,H12)评价了解痉颗粒(表 5-15)。另外,我们还计算了纳入研究报告的中药频次(表 5-16)。

表 5-15　口服联合外用中药随机对照试验常用中药方

常用中药方	给药途径	研究数	组成
解痉合剂	口服兼外用	5	白芍、甘草、望江南、木瓜、全蝎、丹参、黄酒
解痉颗粒	口服	2	熟地黄、白芍、当归、木瓜、鸡血藤、全蝎、牛膝、伸筋草、甘草

注:方药组成参考《中医方剂大辞典》;若无,则引用研究所述。

表 5-16　口服兼外用中药随机对照试验常用中药

常用中药	学名	研究数
白芍	*Paeonia lactiflora* Pall.	6
甘草	*Glycyrrhiza uralensis* Fisch., *Glycyrrhiza inflata* Bat., *Glycyrrhiza glabra* L.	6
木瓜	*Chaenomeles speciosa*（Sweet）Nakai	5
全蝎	*Buthus martensii* Karsch	5
望江南	*Cassia occidentalis* Linn	5
丹参	*Salvia miltiorrhiza* Bge.	5
黄酒	Rice Wine	4
乳香	*Boswellia carterii* Birdw., *Boswellia bhaw-dajiana* Birdw.	2
没药	*Commiphora myrrha* Engl., *Commiphora molmol* Engl.	2

1. 偏倚风险评估

5 项研究（H11,H12,H22,H38,H61）使用了恰当的随机序列产生方法而被评为低偏倚风险；1 项研究（H9）因为基于受试者的住院单双号进行分组而被评为高偏倚风险。分配隐藏方面，1 项研究（H9）由于其分组是基于受试者住院单双号进行，故被评为高偏倚风险。在受试者、研究者盲法方面，所有研究均被评为高偏倚风险。所有研究在不完全结局数据方面均被评为低偏倚风险。在选择性报告方面，1 项研究（H6）由于未报告其文章方法学部分提及的血液检查结果而被评为高偏倚风险。表 5-17 总结了偏倚风险评估的结果。

表 5-17　口服兼外用中药随机对照试验的偏倚风险评估

偏倚风险评估项目	低偏倚风险研究数目 /n（%）	未知偏倚风险研究数目 /n（%）	高偏倚风险研究数目 /n（%）
随机序列产生	5（45.45）	5（45.45）	1（9.1）
分配隐藏	0（0）	10（90.9）	1（9.1）
受试者盲法	0（0）	0（0）	11（100）

续表

偏倚风险评估项目	低偏倚风险研究 数目 /n(%)	未知偏倚风险研究 数目 /n(%)	高偏倚风险研究 数目 /n(%)
研究者盲法	0(0)	0(0)	11(100)
结局评价者盲法	0(0)	11(100)	0(0)
不完整结局数据	11(100)	0(0)	0(0)
选择性结局报告	0(0)	10(90.9)	1(9.1)

2. 结局指标

(1)(改良)Ashworth 量表(AS 或 MAS)

对于 AS 或 MAS,纳入研究报告了上肢、下肢以及未明确部位的 Meta 分析结果。我们依据不同的对照措施分别进行分析。

MAS(上肢)

仅有 1 项随机对照试验(H8)(口服兼外用中药 vs. 常规内科治疗)报告了 MAS(上肢)评分。其 Meta 分析结果未发现两组疗效间存在统计学差异(MD:−0.20 [−0.57,0.17])。

4 项研究(H8,H9,H22,H40)(口服兼外用中药联合常规内科治疗和 / 或康复训练 vs. 常规内科治疗和 / 或康复训练)的 Meta 分析结果显示,联合用药组疗效更佳(SMD:−0.69 [−0.91,−0.47],I^2=0)(表 5-18)。

(改良)Ashworth 量表(下肢)

仅有 1 项研究(H8)(口服兼外用中药 vs. 常规内科治疗)报告了 MAS(下肢)评分。其 Meta 分析结果未发现两组疗效间存在统计学差异(MD:−0.13 [−0.43,0.17])。

5 项研究(H8,H9,H22,H38,H40)(口服兼外用中药联合常规内科治疗和 / 或康复训练 vs. 常规内科治疗和 / 或康复训练)的 Meta 分析结果显示,联合用药组疗效更佳(SMD:−0.97 [−1.16,−0.77],I^2=0)(表 5-18)。

MAS(非明确部位)

2 项研究(H12,H61)(口服兼外用中药 vs. 常规内科治疗和 / 或康复训练)报告了 AS/MAS(非明确部位)评分。其 Meta 分析结果提示,两组疗效差异无统计学意义(SMD:-0.19[-0.55,0.16],I^2=43%)(表5-18)。

而另外2项研究(H10,H61)(口服兼外用中药联合常规内科治疗和/或康复训练 vs. 常规内科治疗和/或康复训练)则提示联合用药组疗效更佳(SMD:-0.97[-1.16,-0.77],I^2=0%),尽管其结果异质性高(表5-18)。

(2) Fugl-Meyer 运动功能评估量表(FMA)

对于FMA,纳入研究报告了FMA(运动总分)、FMA(上肢)、FMA(下肢)评分。依据不同对照措施,我们分别对其结果进行分析。

FMA(运动总分)

4项研究(H8,H11,H12,H61)(口服兼外用中药 vs. 常规内科治疗和/或康复训练)报告了FMA(运动总分)评分。其Meta分析结果提示,口服兼外用中药的疗效更好(MD:4.20[0.88,7.52],I^2=38%)(表5-18)。

另外4项研究(H6,H38,H55,H61)(口服兼外用中药联合常规内科治疗和/或康复训练 vs. 常规内科治疗和/或康复训练)的Meta分析结果显示,联合治疗的疗效更佳(MD:12.61[8.84,16.37]),但该结果异质性高(I^2=69%)(表5-18)。

FMA(上肢)

仅有1项研究(H22)(口服兼外用中药联合常规内科治疗和/或康复训练 vs. 常规内科治疗和/或康复训练)报告了FMA(上肢)评分。其Meta分析结果提示,两组疗效差异无统计学意义(MD:8.77[-6.20,23.74])。

FMA(下肢)评分

1项研究(H22)(口服兼外用中药联合常规内科治疗和/或康复训练 vs. 常规内科治疗和/或康复训练)的Meta分析结果显示,联合治疗与常规治疗的疗效差异无统计学意义(MD:10.02[-3.95,23.99])。

(3) Barthel 指数(BI)

4项研究(H8,H11,H12,H61)(口服兼外用中药 vs. 常规内科治疗和/或康复训练)报告了BI。其Meta分析结果发现,两组疗效差异无统计学意义(MD:4.16[-0.26,8.57]),但该结果异质性高(I^2=74%)(表5-18),且敏感性分析未能找到高异质性的来源。

6项研究(H6,H9,H38,H40,H55,H61)(口服兼外用中药联合常规内

科治疗和 / 或康复训练 vs. 常规内科治疗和 / 或康复训练) 的 Meta 分析结果提示, 联合治疗的疗效更佳 (*MD*:11.72 [8.37,15.07])。但是这一结果同样具有高异质性 (I^2=72%)(表 5-18), 且敏感性分析未能找到高异质性的来源。

表 5-18　口服兼外用中药 Meta 分析结果

治疗措施	结局指标	研究数	受试者数	效应量 (*MD* 或 *SMD* [95%*CI*])	I^2/%	纳入研究
口服兼外用中药 vs. 常规内科治疗和 / 或康复训练	AS 或 MAS（未明确部位）	2	235	−0.19 [−0.55,0.16]	43	H12,H61
	FMA（运动总分）	4	445	4.20 [0.88,7.52]*	38	H8,H11,H12,H61
	BI	4	445	4.16 [−0.26,8.57]	74	H8,H11,H12,H61
口服兼外用中药联合常规内科治疗和 / 或康复训练 vs. 常规内科治疗和 / 或康复训练	AS 或 MAS（上肢）	4	329	−0.69 [−0.91,−0.47]*	0	H8,H9,H22,H40
	AS 或 MAS（下肢）	5	449	−0.97 [−1.16,−0.77]*	0	H8,H9,H22,H38,H40
	AS 或 MAS（未明确部位）	2	133	−0.97 [−1.16,−0.77]*	0	H10,H61
	FMA（运动总分）	4	327	12.61 [8.84,16.37]*	69	H6,H38,H55,H61
	BI	6	476	11.72 [8.37,15.07]*	72	H6,H9,H38,H40,H55,H61

注:* 表示有统计学差异。

3. GRADE 评价

单纯口服联合外用中药, 以及口服兼外用中药联合常规内科治疗和 / 或康复训练, 对比常规内科治疗和 / 或康复训练, 治疗中风后痉挛的整体证据质量低 (表 5-19, 表 5-20)。

表 5-19　常规内科治疗和／或康复训练 vs. 口服联合外用中药
治疗中风后痉挛的结果总结表

结局指标	患者数（研究数）	证据质量（GRADE）	效应量	
			常规内科治疗和／或康复训练	口服联合外用中药[95%CI]
AS（上肢）	120（1RCT）	⊕⊕○○低 a,b	平均 1.33 分	降低 0.20 分[-0.57,0.17]
AS（下肢）	120（1RCT）	⊕⊕○○低 a,b	平均 1.03 分	降低 0.13 分[-0.43,0.17]
FMA（M）	445（4RCTs）	⊕⊕⊕○中 a	平均 70.20 分	提高 4.2 分[0.88,7.52]
BI	445（4RCTs）	⊕⊕○○低 a,c,d	平均 60.49 分	提高 4.16 分[-0.26,8.57]

说明：
a. 受试者、研究人员及结局评价者均未设置盲法
b. 样本量不足限制了结果的准确性
c. 可能存在实质性统计学异质性
d. 95%CI 跨过无效线

相关研究文献：
AS：H8
AS：H8
FMA（运动）：H8,H11,H12,H61
BI：H8,H11,H12,H61

表 5-20　常规内科治疗和／或康复训练 vs. 口服兼外用中药联合常规内科治疗和／
或康复训练治疗中风后痉挛的结果总结表

结局指标	病人数（研究数）	证据质量（GRADE）	效应量	
			常规内科治疗和／或康复训练／绝对效应	口服兼外用中药联合常规内科治疗和／或康复训练[95%CI]
AS 或 MAS（上肢）	329（4RCTs）	⊕⊕○○低 a,b	—	降低 0.69 分[-0.91,-0.47]
AS 或 MAS（下肢）	449（5RCTs）	⊕⊕⊕○中 a	—	降低 0.97 分[-1.16,-0.77]

续表

结局指标	病人数（研究数）	证据质量（GRADE）	效应量	
			常规内科治疗和/或康复训练/绝对效应	口服兼外用中药联合常规内科治疗和/或康复训练 ［95%CI］
FMA（M）	327（4RCTs）	⊕⊕○○低 a,c	平均 68.76 分	提高 12.61 分 ［8.84,16.37］
FMA（上肢）	60（1RCT）	⊕⊕○○低 a,b	平均 27.49 分	提高 8.77 分 ［-6.2,23.74］
FMA（下肢）	60（1RCT）	⊕⊕○○低 a,b	平均 28.83 分	提高 10.02 分 ［-3.95,23.99］
BI	476（6RCTs）	⊕⊕○○低 a,c	平均 58.69 分	提高 11.72 分 ［8.37,15.07］

说明：
a. 受试者、研究人员及结局评价者均未设置盲法
b. 样本量不足限制了结果的准确性
c. 可能存在实质性统计学异质性

相关研究文献：
AS 或 MAS（上肢）：H8、H9、H22、H40
AS 或 MAS（下肢）：H8、H9、H22、H38、H40
FMA（M）：H6、H38、H55、H61
FMA（上肢）：H22
FMA（下肢）：H22
BI：H6、H9、H38、H40、H55、H61

（二）口服联合外用中药的无对照研究

我们检索发现了 1 项评估口服联合外用中药疗效的病例报告研究（H69）。该研究使用的口服中药是柔肝通络汤，外用中药是舒筋解痉汤，其结论是口服中药治疗中风后痉挛有效。柔肝通络汤的组成包括：制首乌、桑椹、枸杞子、丹参、葛根、地龙、蝉蜕、豨莶草、伸筋草、白芍、天麻、山楂、僵蚕、鸡内金、全蝎、茯苓。而舒筋解痉汤的组成则包括：伸筋草、海桐皮、透骨草、路路通、豨莶草、艾叶、冰片。研究未报告不良事件信息。

口服联合外用中药的安全性

6 项研究(H8,H9,H10,H11,H55,H61)对不良事件进行了报告。其他研究则未提供这方面的信息。报告的不良事件中,有 2 例轻微皮疹(H9,H10 各 1 例),1 例痉挛加重(H10),2 例头晕心悸(H11),以及 1 例一过性轻微血压降低(H61)。但是,上述研究均未提供这些不良事件的细节,也未探讨这些不良事件与口服或外用中药的联系。基于上述报告,我们认为,口服兼联合外用中药治疗中风后痉挛的安全性尚可。但是进一步的临床研究需要规范、全面地报告安全性相关信息。

六、国外应用受阻的其他中药疗法

1 项纳入 116 例患者的研究报告采用丹香冠心注射液进行肌内注射治疗中风后痉挛(H72)。该研究显示,经过 7 周的治疗,丹香冠心注射液联合康复训练与单纯康复训练比较可降低 MAS 评分(MD:−0.60［−1.01,−0.19］),并改善 FMA 运动总分(MD:16.20［13.60,18.80］)以及 BI 评分(MD:17.90［15.62,20.18］)。该研究未报告不良反应相关信息。

七、总结

(一)常用方药临床证据汇总

本书第二章总结了指南和教科书推荐的治疗中风的常用中药。另外,《中风病的中西医结合康复治疗》(陈红霞主编,2009 年出版)、《神经系统疾病功能障碍中西医康复》(陈红霞主编,2009 年出版)和《中医内科常见病诊疗指南　西医疾病部分》(中华中医药学会,2008 年出版)对外用中药方进行了推荐。口服中药方面,《神经系统疾病功能障碍中西医康复》(陈红霞主编,2009 年出版)推荐补阳还五汤和地黄饮子治疗,本章纳入的临床研究报告了多种中药方,其中 2 项研究(H5,H33)使用了补阳还五汤,但它们的结果均未显示在常规治疗基础上加用口服补阳还五汤能够使患者在 AS 或 MAS 评分方面有额外获益。在外用中药方面,尽管纳入的研究报告了不同的中药方,但这些研究大多未提供其方药名称。其中,2项纳入的试验(H23,H24)使用了舒筋活络洗剂,且其Meta分析的结果提示,与常规治疗相比,加用舒筋活络洗剂能够改善患者MAS(下肢)痉挛程度。

口服中药方面,纳入研究中最常用的口服中药是具有缓急止痛功效的白芍;其后依次是当归、甘草、地龙和黄芪。外用中药方面,红花是纳入研究中最常用的外用中药,其后依次是当归、木瓜、伸筋草、白芍和川芎。这些常用中药与第二章中所述专著及指南推荐使用的中药一致。

(二)常用方药临床证据总结

1. 中医证型

中医证型并非本病纳入研究关注的重点。仅有2项研究报告了纳入患者的证型,分别为"风痰瘀血,痹阻脉络证"和"阴虚风动证"。

2. 纳入研究的质量

本章纳入的中药相关研究仅有1项使用了安慰剂,其余研究均未对受试者或研究者实施盲法,仅有少数研究报告了正确的随机序列产生方法,但大多数研究并未对分配隐藏、研究随访以及结局报告等环节进行充分介绍,研究的质量相对较低。

3. 证据质量及总结

口服中药:与单纯康复训练比较,联合口服中药可改善患者的AS/MAS评分(上肢$SMD=1.5$,下肢$SMD=1.10$),提高FMA评分(运动总分提高8.80分,上肢评分提高3.05分,下肢评分提高4.08分),以及BI评分8.47分,疗程1个月,证据级别为低级。疗效较好的常用中药包括:白芍、当归、地龙、黄芪、伸筋草等。

外用中药:在常规康复及内科治疗基础上,联合外用中药,常见如熏蒸、热敷、湿热敷、外敷等疗法,可改善肢体痉挛(减少AS/MAS评分:上肢$SMD=0.97$,下肢$SMD=0.82$),提高FMA运动总分11.89分、上肢评分7.03分及BI评分19.64分,平均疗程亦为1个月,证据级别为低级。疗效较好的常用外用中药包括:红花、当归、川芎等。

联合口服及外用中药:在常规康复及内科治疗基础上,联合口服及外用中药,可改善AS/MAS评分(上肢$SMD=0.69$,下肢$SMD=0.97$),FMA评分

（总分提高 12.61 分），以及 BI 评分 11.72 分，平均疗程亦约为 1 个月，证据级别亦为低级。解痉合剂是最常被同时用于口服及外用治疗中风后痉挛的中药方。

总而言之，现有证据显示，中药治疗中风后痉挛可能具有较好的前景。临床实践中，可以考虑在常规内科治疗或康复训练的基础上，加用活血通络的口服或外用中药。

4. 安全性

个别研究报告了可逆的轻微不良事件，包括恶心、流感样症状、轻微皮疹、眩晕、心悸，甚至痉挛加重等。但这些研究均未评价这些不良事件与中药的相关性。基于现有报告，总体安全性较好。

参 考 文 献

1. 陈紫薇 , 谭子龙 . 芍药甘草汤治疗中风后痉挛性偏瘫的系统评价 [J]. 云南中医中药杂志 , 2016, 37 (2): 2.

2. ASHWORTH B. Preliminary trial of carisoprodal in multiple sclerosis [J]. Practitioner, 1964, 192: 540-542.

3. BOHANNON R W, SMITH M B. Interrater reliability of a modified Ashworth scale of muscle spasticity [J]. Phys Ther, 1987, 67 (2): 206-207.

4. SULLIVAN K J, TILSON J K, CEB S Y, et al. Fugl-Meyer assessment of sensorimotor function after stroke: standardized training procedure for clinical practice and clinical trials [J]. Stroke, 2011, 42 (2): 427-432.

5. MAHONEY F I, BARTHEL D W. Functional evaluation: the Barthel index [J]. Md State Med J, 1965, 14: 61-65.

纳入研究文献

研究序号	参考文献
H1	柳迎春 . 加味黄芪桂枝五物汤治疗中风后痉挛性瘫痪 30 例临床观察 [J]. 江苏中医药 ,2010 (5):31-33.
H2	梁瑞琴 . 安宫牛黄丸治疗脑血管意外的疗效观察 [J]. 实用心脑肺血管病杂志 ,2011 (9):1572-1573.
H3	王学新 . 步长脑心通胶囊结合康复训练治疗脑卒中痉挛性偏瘫的疗效研究 [J]. 中国现代药物应用 ,2013 (13):36-37.

续表

研究序号	参考文献
H4	马利中,樊留博,朱靖.肌电生物反馈法或中药熏蒸法辅助治疗脑卒中偏瘫下肢痉挛的疗效比较[J].中华物理医学与康复杂志,2009,31(2):2.
H5	陈恋戈.加味补阳还五汤合康复训练治疗脑梗死痉挛期的临床观察[J].按摩与康复医学,2014,5(5):2.
H6	支英豪.解痉合剂对脑卒中肌痉挛病人运动功能和日常生活能力的影响[J].中西医结合心脑血管病杂志,2007,15(9):2.
H7	张航.解痉合剂结合康复疗法对脑卒中肌痉挛患者肌张力的影响[J].浙江中医杂志,2008(6):336.
H8	胡万华.解痉合剂治疗脑卒中肌痉挛的临床研究[J].中华中医药学刊,2009(7):1403-1404.
H9	朱文宗.解痉合剂治疗脑卒中肌痉挛的随机对照临床研究[J].中华中医药学刊,2007(8):1648-1649.
H10	朱文宗,胡万华,周龙寿.解痉合剂治疗脑卒中偏瘫后痉挛的临床研究[J].中国康复理论与实践,2002,8(1):2.
H11	胡建芳.解痉颗粒合中药熏蒸对中风后痉挛性瘫痪患者肢体功能的影响[J].辽宁中医杂志,2014(12):2629-2631.
H12	陈朝俊,胡建芳,刘媛.解痉颗粒联合中药熏蒸对脑卒中痉挛性偏瘫肢体功能的影响[J].中西医结合心脑血管病杂志,2013(12):1420-1421.
H13	王成秀.康复训练配合中药口服治疗脑卒中后肢体痉挛疗效观察[J].中国中医急症,2013(2):315-316.
H14	陈瑛玲,陈立典,陶静.栝楼桂枝汤治疗中风后肢体痉挛的临床研究[J].中医临床研究,2013(4):7-9.
H15	斯琴高娃,董秋梅.蒙药忠伦阿汤熏蒸治疗脑卒中后上肢痉挛临床观察[J].辽宁中医药大学学报,2013(6):152-154.
H16	江云东.祛风化瘀通络方早期干预急性缺血性脑卒中42例[J].中国实验方剂学杂志,2013(23):282-285.
H17	王海燕.祛瘀生新煎治疗中风后肢体痉挛46例临床观察[J].中医药通报,2008(2):59-60.
H18	刘凤.柔筋方湿热敷联合良肢位防治中风后痉挛性偏瘫的护理.临床护理杂志,2015(1):35-36.
H19	魏岳斌.柔筋汤治疗脑卒中恢复期痉挛性偏瘫的临床研究[J].中国中医药现代远程教育,2011(7):17-18.

续表

研究序号	参考文献
H20	张秋香.芍药甘草汤合血府逐瘀汤加减治疗中风后痉挛性瘫痪 35 例临床观察［J］.河北中医,2012(5):690-692.
H21	张颖,杨坚,高宁沁.芍药甘草汤结合运动疗法治疗脑卒中后肘关节屈曲痉挛的临床研究［J］.上海中医药杂志,2012(11):47-50.
H22	朱文宗.芍药甘草汤结合运动训练治疗脑卒中后肌痉挛的临床疗效及表面肌电图分析［J］.中华物理医学与康复杂志,2013,35(6):488-491.
H23	欧海宁.舒筋活络洗剂联合 A 型肉毒毒素注射对中风后踝跖屈肌痉挛的影响［J］.世界中医药,2007(4):214-216.
H24	欧海宁.舒筋活络洗剂联合 A 型肉毒毒素注射治疗脑卒中后上肢屈肌痉挛［J］.中国医药导报,2014(20):98-102.
H25	陈党红.舒筋颗粒治疗卒中后肌张力增高 30 例临床观察［J］.山东中医药大学学报,2009(4):300-301.
H26	黄健效.舒筋通络方熏洗结合康复训练改善脑卒中后肢体痉挛临床研究［J］.中医学报,2011(7):859-860.
H27	孙静.四味宁舒散外敷治疗脑卒中后肌张力增高 30 例［J］.中医药通报,2013(6):43-45,54.
H28	李琰,王松龄.通络解痉汤结合康复训练治疗中风偏瘫痉挛 40 例［J］.中医研究,2011(4):36-37.
H29	黄文.温经舒筋胶囊治疗中风后偏瘫痉挛的疗效观察［J］.山东中医杂志,2011(2):91-92.
H30	谭爱玲,吕端.养阴柔肝通络法治疗缺血性中风后痉挛 30 例临床观察［J］.江苏中医药,2006(8):24-25.
H31	乔文丽.益气温阳—养阴解痉中药治疗中风偏瘫肢体痉挛随机平行对照研究［J］.实用中医内科杂志,2014(12):12-14.
H32	张瑞杰.中西医结合治疗中风后痉挛性偏瘫 50 例［J］.山东中医杂志,2011(12):869-870.
H33	谭涛.中药结合康复对脑卒中患者功能障碍及生活质量的影响［J］.中国中医药现代远程教育,2012(5):12-13.
H34	刘斯尧,林彬,金彩君,等.中药结合康复训练治疗脑卒中后肢体痉挛疗效观察［J］.浙江中西医结合杂志,2014(9):796-797.
H35	董其武.中药结合康复训练治疗脑卒中肌痉挛 20 例疗效观察［J］.浙江中医杂志,2011(7):508-509.

续表

研究序号	参考文献
H36	冯利君,易新华.中药结合康复治疗对脑卒中患者的疗效[J].中国康复,2007(1):28
H37	张颖,乔蕾,陈浩.中药结合运动疗法治疗脑卒中上肢屈肌痉挛的疗效观察及表面肌电图分析[J].中华物理医学与康复杂志,2008,30(6):390-393.
H38	谢仁明.中药浸浴及内服结合康复训练治疗中风后肢体痉挛60例[J].山东中医杂志,2011(1):18-20.
H39	李华,洪珍梅.中药离子导入辅治中风痉挛性瘫痪[J].浙江中西医结合杂志,2014(1):68-69.
H40	杨标,曲建平.中药内服外用对脑卒中后痉挛性偏瘫的疗效观察[J].辽宁中医杂志,2006(11):1430.
H41	李建英,江群英,陈雯.中药湿热敷配合被动运动对脑卒中后痉挛性瘫痪的疗效观察[J].中国临床康复,2002(11):1671.
H42	黄天国.中药湿热敷治疗脑卒中后肢体痉挛的疗效分析[J].求医问药(下半月),2011(7):188.
H43	王林.中药塌渍联合Bobath疗法治疗脑卒中后肌张力增高疗效观察[J].按摩与康复医学,2014,5(10):3.
H44	沈金花,王红敏,朱凤磊.中药外敷结合康复训练治疗中风痉挛状态的临床观察[J].中国中西医结合杂志,2007(9):834.
H45	范虹,冯玲,陶小英.中药熏蒸及康复训练治疗卒中后上肢痉挛23例[J].中国中医药科技,2013(5):545-546.
H46	陈佳.中药熏蒸结合巴氯芬治疗脑卒中偏瘫痉挛临床观察[J].中国康复理论与实践,2010(2):170-171.
H47	金力平.中药熏蒸结合肌电生物反馈治疗中风后痉挛性偏瘫的临床分析.浙江临床医学,2009,11(11):3.
H48	张颖,高宁沁,陈浩.中药熏蒸结合运动疗法治疗脑卒中偏瘫痉挛临床研究[J].上海中医药杂志,2007(11):26-28.
H49	李翔,钟格兰,王利洪.中药熏蒸治疗脑卒中偏瘫肌痉挛疗效分析[J].中国误诊学杂志,2008(31):7626-7627.
H50	高世毅,何圣三.中药熏蒸治疗卒中后痉挛性偏瘫30例临床观察[J].河北中医,2014(3):354-355.
H51	宋小娟,寇丽霞.中药药熨在脑梗塞早期康复护理中的应用[J].现代护理,2001(7):80-81.

续表

研究序号	参考文献
H52	傅建明.中药浴结合康复训练对脑卒中下肢痉挛患者步行能力的影响[J].中国中医药科技,2014(5):550-551.
H53	赵南.中药足浴治疗脑卒中患者肢体痉挛的疗效观察[J].中国中医药科技,2010(6):504.
H54	贾爱明.自拟解痉止痛方熏洗治疗脑卒中后肢体痉挛伴疼痛的临床观察[J].疑难病杂志,2012,(5):346-348.
H55	张民旺.中药治疗脑梗死(阴虚风动型)后痉挛性瘫痪的临床研究[D].郑州:河南中医学院,2009.
H56	杨晶.中风龟羚熄风胶囊治疗中风后痉挛性瘫痪的临床研究[D].郑州:河南中医学院,2007.
H57	金熙哲.枳实芍药散结合康复训练治疗中风后偏瘫痉挛的研究[D].北京:北京中医药大学,2005.
H58	盛芳.养血通络汤治疗缺血中风后痉挛性瘫痪血虚络瘀证的临床观察[D].长沙:湖南中医药大学,2011.
H59	赵福臣.温肾益气活血法治疗缺血性中风病痉挛性偏瘫的临床研究[D].济南:山东中医药大学,2013.
H60	陈瑛玲.栝楼桂枝汤治疗脑卒中后下肢痉挛的临床研究[D].福州:福建中医药大学,2013.
H61	翁贤君.解痉合剂联合盐酸替扎尼定片治疗中风后痉挛性偏瘫(阴虚风动型)的疗效评价[D].杭州:浙江中医药大学,2014.
H62	姜美玲.大秦艽汤加减对卒中上肢痉挛性瘫痪患者运动功能的影响[D].广州:广州中医药大学,2014.
H63	张兰坤,过伟峰,盛蕾.从肝肾阴虚、风痰瘀阻论治卒中后痉挛性瘫痪[J].中国中医药信息杂志,2013(1):94-95.
H64	孙西庆.从阳虚风痰阻络探讨中风病肢体痉挛的发病机理[J].中国中医急诊,2011(8):1354-1355.
H65	李彦萍.化瘀通脉汤加减在治疗卒中后肢体痉挛的临床应用[J].中国医药指南,2009(15):124-125.
H66	宋国平,赵晓兴,程新元.破血逐瘀法治疗脑梗塞后肢体痉挛的临床观察[J].北京中医药大学学报,1998(5):60.
H67	宋国平,刘志宏.破血逐瘀法治愈偏瘫痉挛1例[J].北京中医药大学学报,1996(5):51.

续表

研究序号	参考文献
H68	崔昕.芍药甘草汤提取剂对脑血管障碍引起的腓肠肌痉挛的疗效[J].国外医学:中医中药分册,1996(2):20.
H69	李振华.周慎治疗中风后手痉挛经验[J].辽宁中医药杂志,2013(1):34-35.
H70	王颖,张闻东,陈幸生.自拟益气养阴方治疗中风后肢体痉挛初步观察[J].中医药临床杂志,2005(1):18-19.
H71	于曼.中药拘挛方泡洗缓解中风急性期后踝关节拘挛症状临床观察[D].北京:北京中医药大学,2014.
H72	殷素婷.超声引导下丹香冠心注射液治疗脑卒中后上肢肌肉痉挛的疗效观察[J].临床荟萃,2011,26(23):2097-2099.

第六章　常用中药的药理研究

导语:中药对中风后痉挛的治疗作用主要是由于其所包含的化学有效成分的活性。本章系统回顾了现有的实验证据,以解释第五章随机临床试验中10种最常用的中药的可能药理作用机制。

本章对第五章中治疗中风后痉挛最常用的10种中药的药理作用进行综述,包括细胞实验和动物实验。最常用的中药是:白芍、当归、木瓜、甘草、红花、伸筋草、地龙、川芎、黄芪、丹参。

尽管每种中药的提取物都具有广泛的药理作用,尤其是具有抗炎、抗氧化应激,以及抗动脉粥样硬化、抗高血脂、抗血小板和抗心肌缺血的心肌保护功能,这些作用与第一章描述的中风后痉挛的病理过程和机制有关,有利于中风的预防和恢复,而中风后痉挛主要问题是运动障碍、肌肉痉挛和无力。因此,为了反映与中风后痉挛相关的药理作用,本章选择的药理研究报告侧重于促进运动神经的恢复、改善肌张力和肌力方面。

一、白芍

白芍来源于毛茛科植物芍药的干燥根,主要化学成分是单萜类、三萜类、黄酮类、酚类和单宁类,包含了超过15种生物活性成分,如芍药苷、没食子酸、芍药内酯苷和苯甲酸。其中大多数是单萜类,而芍药苷作为主要的活性成分,在白芍中的含量最高,这表明其药理作用很可能主要来源于芍药苷。

芍药的活性成分具有抗炎、抗氧化、抗病毒、抗细菌、抗真菌、抗肿瘤、抗关节炎、抗凝血、抗血小板活性、调节免疫等多种潜能。与中风后痉挛相关的主要药理作用如下：

1. 神经保护作用

在大鼠皮层细胞中，二萜类、芍药内酯 C、苯甲酰芍药苷通过抑制过氧化氢诱导的神经毒性来有效地保护原代培养的大鼠皮质细胞。在原代培养的海马神经元细胞中，芍药苷（100~200μmol/L）通过调控 Ca^{2+}/CaMKII/CREB 信号通路，以保护神经细胞免受 N- 甲基 -D- 天冬氨酸（N-methyl-D-aspartic acid，NMDA）诱导的兴奋性中毒。

在短暂或永久大脑中动脉闭塞（middle cerebral artery occlusion，MCAO）导致的局灶性脑缺血再灌注损伤大鼠模型中，芍药苷（2.5、5mg/kg）通过激活腺苷 A1 受体从而减少神经损伤和脑梗死体积，并呈现剂量依赖性。在相似的动物模型中，发现用芍药醇（20mg/kg）和芍药苷（10mg/kg）进行预处理可以清除超氧阴离子，抑制小胶质细胞激活和白介素 –1β（IL-1β）、核因子 κB（NF-κB）、肿瘤坏死因子 -α（TNF-α）的表达，从而减少梗死面积和神经功能缺损评分。一项关于 MCAO 缺血再灌注（ischemia reperfusion，IR）模型的研究证实，芍药苷具有显著的神经保护作用，芍药苷（5mg/kg）通过调控与抗凋亡信号转导密切相关的 Ca^{2+}/CaMKII/CREB 的信号通路来减少脑缺血导致的神经元凋亡。

2. 抗痉挛作用

芍药能有效缓解各种肌肉痉挛，特别是与甘草配伍使用效果显著。在蛙离体坐骨神经缝匠肌、小鼠离体或原位膈神经肌肉中，单独使用芍药苷和甘草酸抑制肌肉收缩的作用很弱，但是当两者联合使用时效果比较显著。目前，对脑缺血再灌注后仍明显偏瘫并伴有痉挛的大鼠动物模型的研究表明，对中风后肌张力增高的大鼠动物模型而言，甘草单独或联合芍药都可以提高模型动物的姿势反射评分。但与巴氯芬的相比，治疗 9 天后，芍药联合甘草治疗能更显著地改善大鼠的肌张力和运动能力，同时伴随大鼠血清和脑组织中甘氨酸兴奋性氨基酸（谷氨酸和天冬氨酸）含量降低。

3. 镇痛活性

芍药苷（180mg/kg）对新生大鼠从母体分离诱导的内脏痛觉过敏有镇痛作用，部分原因是腺苷 A1 受体通过抑制胞外信号调节激酶（extracellular signal-regulated kinase，ERK）的通路介导发挥镇痛作用。

二、当归

当归来源于伞形科植物当归的干燥根,含有 70 多种化合物。阿魏酸、Z- 藁本内酯、丁烯基苯酞内酯、丁基酞内酯和多糖被认为是当归的主要生物活性成分。阿魏酸为质量标志物。这些化合物具有多种生物活性,包括抗炎、抗氧化、抗动脉粥样硬化、抗血栓、抗血小板、抗肝毒素、抗心血管硬化和调节免疫。与中风后痉挛相关的主要药理作用如下:

1. 神经保护作用

Z- 藁本内酯对过氧化氢(H_2O_2)诱导的 PC12 细胞损伤具有显著的神经保护作用。使用 Z- 藁本内酯$(0.1,1.0,2.5,5.0\mu g/ml)$对细胞进行预处理,可提高细胞抗氧化能力并抑制线粒体凋亡,从而有效地保护细胞免受过氧化氢诱导的细胞毒性伤害。

当归已被证实对短暂性脑缺血和永久性大脑中动脉闭塞导致的局灶性脑缺血再灌注损伤的大鼠或 ICR 小鼠具有神经保护作用,这种作用机制可能来源于体内的抗氧化和抗凋亡作用。

对短暂性脑缺血发作的大鼠,阿魏酸通过抑制超氧化物阴离子、减少血管细胞间黏附分子 -1(ICAM-1) 和 NF-κB 的表达来减少脑梗死面积和神经功能缺损评分。Z- 藁本内酯(20 或 80mg/kg)可缩小大鼠脑缺血 2 小时后的脑梗死面积,改善脑肿胀和行为缺损。Z- 藁本内酯(5、20mg/kg)通过增加抗氧化酶、谷胱甘肽过氧化物酶和超氧化物歧化酶的活性从而改善脑缺血再灌注的损伤,也可通过降低小鼠缺血脑组织 Bax 和 caspase-3 的表达而抗细胞凋亡。对 Wistar 大鼠慢性脑缺血后低灌注的进一步研究表明,Z- 藁本内酯可增加胆碱乙酰基转移酶活性和抑制缺血脑组织乙酰胆碱酯酶的活性,从而改善脑缺血再灌注损伤。

除神经保护作用外,Z- 藁本内酯在 MCAO 大鼠慢性脑灌注不足的情况下,可促进海马区的成体神经新生。Z- 藁本内酯的神经源性增强效应可能是由于其能增加脑源性神经营养因子(BDNF)和磷酸化的环磷酸腺苷反应元件结合蛋白(P-CREB)表达所致。此外,在缺血性 MCAO 模型中,阿魏酸钠和丁烯基苯酞内酯在与骨髓基质细胞结合 7 天后也被证实具有促进神经新生的能力。

2. 抗痉挛作用

藁本内酯、丁烯基苯酞内酯、丁基酞内酯可作为非特异性的解痉药来缓解大鼠子宫和其他系统平滑肌的收缩。

3. 镇痛活性

当归水提液包含 81% 多糖,可减少醋酸诱发小鼠扭体反应次数和增加小鼠热板法中的痛阈,从而具有明显的镇痛活性。

三、木瓜

木瓜来源于蔷薇科植物贴梗海棠的干燥近成熟果实。木瓜含有的主要化学成分包括黄酮类、三萜类、酚类、苯丙氨基酸、糖类、挥发油和生物碱。其中三萜类中的齐墩果酸和熊果酸为木瓜的质量标志物。齐墩果酸和熊果酸也是木瓜的主要活性成分,有潜在的抗炎、抗氧化、抗菌、抗病毒、抗帕金森病、抗肿瘤、抗疼痛、护肝、调节免疫等多种作用。与中风后痉挛有关的主要药理作用如下:

1. 神经保护作用

三萜类化合物齐墩果酸在体内外均具有神经保护作用。用齐墩果酸进行预处理能显著保护受 H_2O_2 诱导的 PC12 细胞损伤。在双侧颈总动脉结扎脑缺血小鼠和 MCAO 大鼠模型中,用齐墩果酸(25、50 mg/kg)对双侧颈总动脉结扎脑缺血小鼠进行预处理,可显著延长小鼠的存活时间。齐墩果酸(12.5、25 mg/kg)在 MCAO 大鼠试验中可明显减少梗死面积、减轻脑水肿和脑缺血损伤,并改善神经功能。这种作用可能有部分是通过调节内源性抗氧化剂和改善线粒体功能达到的。此外,另一种三萜类化合物熊果酸已被证实可以保护野生型小鼠短暂性大脑中动脉闭塞的大脑缺血性损伤,并通过激活核转录因子 2 相关因子 2(nuclear factor-erythroid 2-related factor 2,Nrf2)通路、降低 TLR4 和 NF-κB 的表达来改善神经功能和减少梗死面积。

除神经保护作用外,齐墩果酸还能通过转录因 NKX2.5 的机制促进 14 天胚胎期的小鼠神经干细胞分化为部分神经元。

2. 抗痉挛作用

木瓜活性成分是潜在的人体 β_2 受体激动剂,参与平滑肌松弛的半数有效浓度(EC_{50})为 4.8μg/ml。黄酮类化合物是木瓜的另一种主要活性成分,能剂量依赖性抑制由乙酰胆碱和氯化钙所致兔离体胃肠道及由高 K^+ 去极化所致兔离体结肠的平滑肌收缩的作用。这种松弛作用可能与总黄酮引起的电压依赖性钙通道阻滞有关。

3. 镇痛活性

从木瓜中分离的苷类化合物可抑制小鼠的醋酸扭体反应和对福尔马林第二阶段的痛反应,并降低大鼠关节炎屈曲评分,这可能与其对周围炎症介质的抑制有关。木瓜提取物类似成分对乙酸诱导的大鼠和小鼠腹部收缩试验和福尔马林诱导的舔足试验的镇痛作用显著。

四、甘　草

甘草来源于豆科植物甘草、胀果甘草和光果甘草的干燥根和根茎。甘草的主要活性成分是三萜皂苷和各种黄酮类化合物。这些化合物具有广泛的药理特性,如抗炎、抗过敏、抗氧化、抗病毒、抗肿瘤、抗血栓、抗溃疡、调节免疫、保肝、保护心肌等作用。与中风后痉挛有关的主要药理作用如下:

1. 神经保护作用

甘草的神经保护作用在很大程度上归功于甘草黄酮类化合物活性成分:异甘草素。异甘草素能保护小鼠海马神经元细胞系 HT22 免受谷氨酸诱导的线粒体损伤,抑制凋亡调控因子 Bcl-2 和 Bax 的表达和谷氨酸诱导的活性氧(reactive oxygen species,ROS)产生而减少由此引发的细胞凋亡,并且通过干扰 Ca^{2+} 和 ROS 的产生从而抑制 Aβ(25-35)诱导的神经元凋亡,这表明异甘草素对体外神经元损伤有保护作用。

此外,异甘草素和复方甘草酸苷在脑缺血动物模型中已被证明能有效保护神经。在短暂性 MCAO 局灶性 IR 损伤大鼠模型中,用异甘草素(5、10、20mg/kg)进行预处理能明显缩小脑梗死面积,减轻脑水肿,并显著减轻神经功能缺损,说明异甘草素能改善脑能量代谢,异甘草素还有抗氧化作用。黄

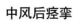

酮类化合物复方甘草酸苷(10、20、40mg/kg)具有相似的神经保护作用,在MCAO IR 小鼠模型中,复方甘草酸苷(每日 1 次,连续 3 天)通过其抗氧化和抗凋亡作用从而减少模型小鼠神经功能缺损和梗死面积。

2. 抗痉挛作用

甘草和芍药联合用药可以改善中风后痉挛动物模型的肌张力和运动能力(参见白芍)。

五、红花

红花的化学成分包括醌式查耳酮类化合物、黄酮类、生物碱、聚乙炔、烷基二醇、脂肪酸、类固醇、木脂素等。其中醌式查耳酮类化合物和黄酮类被认为是红花最有特色和活性的成分。醌式查耳酮类化合物羟基红花黄色素 A(HYAS),以及 N-(p- 香豆酰)羟色胺、N- 阿魏羟色胺是红花发挥最大药理作用的成分。

目前研究表明,红花种子和花的提取物及其化合物具有很多药理作用:保护心脑血管、护肝、抗肿瘤、抗骨质疏松、抗糖尿病、抗微生物、抗凝血、抗氧化、抗动脉粥样硬化等。其与脑卒中后痉挛相关的主要药理作用如下:

1. 神经保护作用

黄色素中的主要成分——羟基红花黄色素 A(HSYA)被证明是一种很有前景的治疗脑血管疾病的药物。在原代培养的大鼠皮层神经元中,HSYA(10μmol/L)通过调节 Bcl-2 家族、抑制 NR2B 受体的表达,起到对神经元的保护作用。HSYA(20、40、80μmol/L)对 β- 淀粉样蛋白(Aβ)诱导的神经元样 PC12 细胞损伤有保护作用。

已经证明了 HSYA 对 MCAO IR 损伤具有保护作用。在 MCAO 大鼠中,起始剂量为 3mg/kg 的 HSYA 通过抑制血小板聚集和调节 $PGI2/TXA_2$ 比值,能够呈剂量依赖性地抑制血栓形成,改善神经功能缺损评分,减少脑梗死面积。此外,其他研究报告了 HSYA(4、8mg/kg)的神经保护作用是通过调节 P13K/Akt/GSK3b 信号通路和减少硝基酪氨酸来减少细胞凋亡。最近的一项研究表明,HSYA 通过抗氧化和抗炎机制起到神经保护作用。

除了 HSYA，N-(p- 香豆酰）羟色胺和 N- 阿魏羟色胺也具有神经保护活性。山奈酚 -3-O- 芸香糖苷（10.0mg/kg）和山奈酚 -3-O- 葡萄糖苷（7.5mg/kg）可以通过减少神经功能缺损和脑梗死面积从而治疗脑缺血；对于 MCAO 大鼠 IR 损伤，可通过抑制 STAT3 和 NF-κB 活化，起到保护神经元和轴突损伤作用。

2. 镇痛作用

红花具有中枢镇痛的作用。红花黄色素 A（50~100mg/kg）在小鼠中表现出持续的镇痛作用。在另一项研究中，红花 50~100mg/kg 的剂量具有持续镇痛作用，能通过促进酪氨酸酶的蛋白质降解而抑制单胺类神经递质（疼痛信号传导器），从而显著减轻疼痛和本体感觉活动。

六、伸筋草

伸筋草来源于为石松科植物石松的干燥全草，富含石松类生物碱，主要用于肌肉挫伤、屈伸不利和肌无力的治疗。目前已经从伸筋草内分离和鉴定出石松碱类化合物、棒石松宁碱、法氏石松碱等。

然而，现有的药理活性的研究有限，需要进一步的研究。石松生物碱提取物中的石松碱可以抑制乙酰胆碱酯酶（一种中风后被破坏的神经递质）。进一步研究表明，该提取物对小鼠皮质、纹状体和海马区的乙酰胆碱酯酶活性具有抑制作用，并可降低这些部位以及小脑的脂质过氧化作用。

七、地龙

地龙来源于钜蚓科动物参环毛蚓、通俗环毛蚓、威廉环毛蚓或栉盲环毛蚓的干燥体。参环毛蚓被认为是地龙最佳来源，主要用于治疗哮喘、咳嗽、中风和癫痫。尽管参环毛蚓的成分如地龙解热素、地龙素、次黄嘌呤以及多种肽类已有报告，但因其复杂的成分，参环毛蚓的生物活性以及化学成分尚未得到全面的研究。参环毛蚓的提取物具有多种有益的药理活性，包括纤维蛋白溶解、抗凝血活性、护肝、抗炎、抗氧化、促进伤口愈合以及周围神经再生。其与中风中后痉挛相关的药理作用主要是神经保护作用。

有研究表明,参环毛蚓的提取物可以促进神经轴突细胞的分化和 RSC96 雪旺细胞的增殖和迁移,也可以刺激 PC12 细胞内的神经生长因子介导的神经突起生长,使在硅胶管腔内切断的大鼠坐骨神经的再生,说明参环毛蚓有神经再生作用。

另外,以 0.25g/kg、0.5g/kg、1g/kg 的参环毛蚓提取物灌胃 MCAO 大鼠,参环毛蚓提取物可通过减少神经元的死亡、胶质细胞增生和皮层缺血核心区的 S100B 蛋白来保护大脑中动脉脑梗死病灶。此外,从地龙中提取的一组潜在的纤溶酶——蚓激酶,具有抗缺血活性,通过增加血小板内 cAMP 含量和腺苷酸环化酶活性来抑制血小板聚集和促进血小板解聚,起到保护 MCAO 大鼠脑血管的作用。

除了神经保护作用,125μg/ml 的参环毛蚓提取物可以通过降解细胞外基质降解酶类基质金属蛋白酶 -2(MMP-2)和基质金属蛋白酶 -9(MMP-9),以及调节 ERK1/2 和 p38 MAPK 信号通路的表达来促进 RSC96 雪旺细胞的迁移和再生。参环毛蚓促进雪旺细胞再生的机制可能是通过 P13K 蛋白激活。据报道,地龙肽通过增加 p27 蛋白(细胞周期进程的负调节因子)的泛素化来增强人神经细胞瘤 SH-SY5Y 细胞和小鼠神经干细胞(MNSCs)的神经元增殖以及通过抑制小神经胶质细胞的活化来改善神经炎症。

八、川芎

川芎来源于伞形科植物川芎的干燥根茎。现已从川芎中分离和鉴定出 200 多种化合物,并将之分成五种基本类型:酚酸类,四氯苯酞类,生物碱类,多糖,神经酰胺和脑苷脂类。特别在神经血管和心血管疾病的治疗中,阿魏酸、藁本内酯和川芎嗪是川芎的主要活性成分。这些化合物具有广泛的药理作用,包括舒张血管、抗血栓形成、抗 IR 损伤、抗氧化、抗炎、抗细菌、抗纤维化、抗肿瘤、解热镇痛、抗糖尿病、促进血管生成、保护软骨细胞和孕激素样活性。其与中风后痉挛相关的主要药理作用如下:

1. 神经保护作用

阿魏酸、藁本内酯和川芎嗪在减少脑卒中损伤方面引起了大量的研究关注。据报道,在短暂性 MCAO 动物模型中,阿魏酸(80、100mg/kg)可通过抑制超氧自由基、ICAM-1 和 NF-κB 来减少脑梗死面积和神经功能评分。

藁本内酯(20、40、80mg/kg)对因 IR 造成的大鼠体内神经元和体外培养神经元的损伤能起保护作用,能通过 ERK 信号通路提高促红细胞生成素基因的转录,抑制应激产生的蛋白 RTP801 的量,以及在 ICR 小鼠脑缺血模型中,藁本内酯(20mg/kg)通过增加谷胱甘肽过氧化物酶(GSH-Px)和超氧化物歧化酶(SOD)的活性和降低凋亡蛋白 Bax 和 caspase-3 的表达来抗凋亡。

近年来,川芎嗪对神经损伤的保护作用的多种机制得到了广泛的研究。利用胶质瘤细胞与神经元共培养模型,证明川芎嗪(100μmol/L)可以有效地抑制胶质瘤细胞以及通过下调趋化因子受体 4(CXCR4)的表达从而保护原代培养的脑神经细胞免受过氧化氢诱导的损伤。其他研究表明,川芎嗪(25、50μmol/L)可通过抑制 ROS 保持线粒体功能稳定来缓解红藻氨酸盐诱导的神经元兴奋性中毒、下调细胞内钙离子和抑制谷氨酸诱导的体内/体外神经元死亡,从而起到神经保护作用。

另外,川芎嗪(20mg/kg)对脑缺血或东莨菪碱诱导的神经元损伤的神经保护作用主要表现为通过激活 Nrf2/HO-1 的表达,以及恢复 CAMP/PKA/CREB 通路信号传导来改善突触后蛋白质合成。

除了神经保护作用外,川芎嗪可以促进 MCAO 大鼠的细胞分化和神经再生,也可在缺氧条件下调节 ERK 和 p38 磷酸化来诱导神经干细胞分化为神经细胞,以及诱导 TppoⅡβ 表达,促进人神经细胞瘤 SH-SY5Y 细胞分化为神经元。

2. 抗痉挛作用

关于川芎对肌肉松弛的影响的研究很少。据报道,藁本内酯对麻醉大鼠的交叉伸肌反射具有中枢性肌松作用。

3. 镇痛作用

川芎嗪能够通过抑制大鼠背根神经节神经元的电压门控钙通道和抗河鲀毒素（TTX）的电压门控钠通道来提高热伤害感受阈值。

九、黄芪

黄芪来源于豆科植物蒙古黄芪或膜荚黄芪的干燥根。现已经从黄芪中分离和鉴定出 200 多种化合物，其中最重要的生物活性成分是皂苷、黄酮、多糖和氨基酸。三萜皂苷类化合物——黄芪甲苷（AST-Ⅳ）作为质量标志物，是黄芪最主要的活性成分。药理学研究表明，黄芪的提取物以及分离成分具有多种药理作用，包括抗炎、抗氧化、抗纤维化、抗哮喘、抗癌、抗糖尿病、降糖、抗衰老、抗肿瘤、抗病毒、增强免疫、强心和护肝作用。其与中风后痉挛相关的主要药理作用如下：

1. 神经保护作用

对于中风，黄芪甲苷更具有治疗潜力，越来越多的研究表明，其具有神经保护和心脏保护作用。最近的综述文章总结了黄芪甲苷对脑缺血动物具有神经保护作用：在 13 项研究、共 244 只动物（小鼠和大鼠）中，黄芪甲苷能够改善神经功能缺损，减少脑梗死面积，降低实验性脑缺血再灌注动物（短暂性/永久性大鼠 MCAO 诱导的局灶性脑缺血再灌注损伤）血脑屏障通透性，因此，黄芪甲苷在脑缺血/再灌注损伤期间可能通过其抗氧化、抗炎和抗细胞凋亡特性来发挥神经保护作用。除黄芪甲苷外，毛蕊异黄酮是黄芪中主要的异黄酮类化合物，也有实验证据表明，它的神经保护作用使其具有中风治疗潜力。对于短暂性 MCAO 大鼠模型，毛蕊异黄酮可减少神经功能缺损和梗死面积，同时减少丙二醛和 ROS 的活性表达，上调 SOD、过氧化氢酶和 GSH-Px 的活性表达，从而起到神经保护的作用。来自同一研究团队对同一组大鼠 MCAO 和体外原代培养神经元的进一步研究表明，毛蕊异黄酮通过激活瞬时受体电位通道 6（TRPC6）/cAMP 反应元件结合蛋白（p-CREB）通路，增加 TRPC6 和 p-CREB 蛋白的表达，并抑制钙蛋白酶的激活。

2. 抗痉挛作用

毛蕊异黄酮对去氧肾上腺素(PEI)和氯化钾(KCl)预收缩的大鼠离体胸主动脉环具有舒张作用,表明了毛蕊异黄酮是一种非竞争性的 Ca^{2+} 通道阻滞药,可能可以缓解脑卒中后肌肉痉挛。黄芪中的另一种异黄酮类成分——山奈酚,可通过调节 cAMP、基因转录和蛋白质合成,对 KCl 预收缩的大鼠离体子宫的平滑肌有舒张作用。

十、丹参

丹参来源于唇形科植物丹参的干燥根和根茎。丹参的干燥根茎的化学成分包括 49 种二萜醌类化合物、36 种水溶性酚酸类化合物。根据其结构特点,主要的生物活性成分可分为两种:第一种为脂溶性化合物,如丹参酮Ⅰ、丹参酮ⅡA、丹参酮ⅡB、隐丹参酮和二氢丹参酮;第二种为水溶性酚酸类化合物(称为丹酚酸),如丹酚酸 B、丹酚酸 A 和丹参素。丹参提取物及其成分具有多种药理作用,包括抗炎、抗氧化、抗阿尔茨海默病、抗帕金森病、抗神经性疼痛、降血糖、抗癌、抗纤维化、保肝、抗急性肺损伤、抗肾损伤、抗酒精依赖。丹参还有潜在的心脏保护作用,包括抗动脉粥样硬化、降血脂、抗血栓、降血压、抗心肌缺血,可改善心血管功能并降低中风的风险。其与中风后痉挛相关的主要药理作用如下:

1. 神经保护作用

在几种不同的动物模型获得的大量实验数据中,特别是 MCAO 动物模型,丹参提取物及其化合物具有多种神经保护作用。在一项研究中,有两种丹参的生物活性成分(丹参酮和丹酚酸)有神经保护活性作用。虽然在 MCAO 大鼠中广泛研究,两种成分中的单一成分对淀粉样前蛋白(APP)转基因小鼠和蒙古沙鼠都能改善认知功能障碍,减轻神经功能缺损,通过血脑屏障发挥它们的神经保护功能。但由于它们的分子结构、大小和极性不同,它们参与神经保护的生化机制不相同且互补,主要为抗炎、抗氧化、抗凋亡和抗血管生成。

丹参除了有被广泛研究报告的神经保护作用之外,也有许多研究报告其具有诱导神经形成的活性,这将有利于中风后神经元的恢复。

最近的研究表明,丹酚酸 B 通过在体外激活 P13K/Akt 信号通路,呈剂量和时间依赖地调控大鼠胚胎皮质神经干/祖细胞(NSPCs)的增殖,并能维持 NSPCs 的增殖,以及改善大鼠脑缺血后的认知障碍。进一步研究表明,丹酚酸 B 可以促进移植的外源性骨髓源性神经干细胞(BM-NSCs)的增殖,并诱导脑源性神经营养因子(BDNF)的产生,促进神经分化。此外,丹参提取物(5μg/ml)可以在小鼠体外促进诱导多能干细胞(iPSCs)分化为神经干细胞(NSCs)和神经细胞,也可以促进移植入 MCAO 大鼠的大脑部位的 iPSCs-NSCs 的存活和神经分化,并促进 MCAO 大鼠的神经功能恢复。

2. 抗痉挛作用

丹参叶提取物(0.29mg/kg)可诱导小鼠骨骼肌松弛,效果与地西泮(1mg/kg)一样,可作为一种辅助治疗,用于缓解由于上运动神经元病变引起的局部病理反射性痉挛。

3. 镇痛作用

使用细胞外微电极法和立体定位技术评估了丹参根部提取物对猫丘脑后核内脏痛放电的作用,发现丹参可通过中枢神经系统直接作用于外周神经干,显示了它对于内脏痛放电有抑制作用。另一项研究表明,丹参的种子水浸液在热板法镇痛实验中有镇痛作用,并呈剂量依赖性(1.25~10g/kg),而在有脊髓的甩尾试验中则无效。且经纳洛酮预处理后,丹参的镇痛作用受到了抑制,表明了其镇痛效应的作用可能是通过阿片受体介导的。

十一、常用中药药理学作用总结

本章总结了中风后痉挛的随机对照试验中常用的 10 味中药的药理作用,目前有较多的实验研究探讨了其与中风后痉挛相关的药理作用。

除了伸筋草外,其他中药的提取物或者活性成分均显示了神经保护作用,以及对局灶性脑缺血或再灌注损伤的修复能力。这些神经保护作用是由抗氧化/硝化应激反应、抗炎、抗凋亡等多种机制介导的。然而,现有的研究数量有限且缺乏对中风后痉挛患者存在的神经元损伤和肌肉痉挛保护作用的直接证据。有必要进一步研究单一化合物,或多种化合物对脑缺血再灌注损伤所致中风后痉挛动物模型运动功能损伤的恢复作用和解痉作用,并揭示其潜在的机制。

白芍、当归、木瓜、甘草、伸筋草、川芎、黄芪和丹参均可通过调节 K^+ 和 Ca^{2+} 通道的稳态改善肌肉紧张和运动功能,从而改善痉挛。同时,在白芍、当归、木瓜、红花、川芎、黄芪和丹参的提取物或化合物的研究中观察到了镇痛作用。

另外,目前研究显示,中药能促进成人神经再生,在当归、地龙、川芎和丹参的提取物或化合物中也观察到了相应的作用机制。中药与干细胞生物学的结合,为神经元再生治疗提供了新方向,并为中风后治疗提供了新的策略。

治疗中风后痉挛常用中药的体内和体外研究揭示了其疗效相关机制,特别是在抗炎、抗氧化、抗凋亡和心脏保护方面的作用(例如抗动脉粥样硬化、降血脂、抗血小板聚集及改善心肌缺血),为这些中药治疗中风后痉挛的临床效果提供了实验依据。

参 考 文 献

1. HE D Y, DAI S M. Anti-inflammatory and immunomodulatory effects of *Paeonia lactiflora* Pall., a traditional chinese herbal medicine [J]. Front Pharmacol, 2011, 2: 10.

2. PARKER S, MAY B, ZHANG C, et al. A pharmacological review of bioactive constituents of *Paeonia lactiflora* Pallas and *Paeonia veitchii* Lynch [J]. Phytother Res, 2016, 30 (9): 1445-1473.

3. KIM S H, LEE M K, LEE K Y, et al. Chemical constituents isolated from *Paeonia lactiflora* roots and their neuroprotective activity against oxidative stress in vitro [J]. J Enzyme Inhib Med Chem, 2009, 24 (5): 1138-1140.

4. ZHANG Y, QIAO L, XU W, et al. Paeoniflorinattenuates cerebral ischemia-induced injury by regulating Ca^{2+}/CaMKⅡ/CREB signaling pathway [J]. Molecules, 2017, 22 (3): 359.

5. LIU D Z, XIE K Q, JI X Q, et al. Neuroprotective effect of paeoniflorin on cerebral ischemic rat by activating adenosine A1 receptor in a manner different from its classical agonists [J]. Br J Pharmacol, 2005, 146 (4): 604-611.

6. TANG N Y, LIU C H, HSIEH C T, et al. The anti-inflammatory effect of paeoniflorin on cerebral infarction induced by ischemia-reperfusion injury in Sprague-Dawley rats [J]. Am J

Chin Med, 2010, 38 (1): 51-64.

7. KIMURA M, KIMURA I, TAKAHASHI K, et al. Blocking effects of blended paeoni-florin or its related compounds with glycyrrhizin on neuromuscular junctions in frog and mouse [J]. Jpn J Pharmacol, 1984, 36 (3): 275-282.

8. ZHANG H, YANG J, LIU J Y, et al. Effect of "Shaoyao Gancao Decoction" on spastic hemiplegia after cerebral ischemia-reperfusion and level of excitatory amino acids in rats [J]. Shanghai Journal of Traditional Chinese Medicine, 2015, 49 (5): 85-89.

9. ZHANG X J, CHEN H L, LI Z, et al. Analgesic effect of paeoniflorin in rats with neonatal maternal separation-induced visceral hyperalgesia is mediated through adenosine A (1) receptor by inhibiting the extracellular signal-regulated protein kinase (ERK) pathway [J]. Pharmacol Biochem Behav, 2009, 94 (1): 88-97.

10. CHAO W W, LIN B F. Bioactivities of major constituents isolated from *Angelica sinensis* (Danggui)[J]. Chin Med, 2011, 6: 29.

11. WEI W L, ZENG R, GU C M, et al. *Angelica sinensis* in China—a review of botanical profile, ethnopharmacology, phytochemistry and chemical analysis [J]. J Ethnophar-macol, 2016, 190: 116-141.

12. WU Y C, HSIEH C L. Pharmacological effects of Radix Angelica Sinensis (Danggui) on cerebral infarction [J]. Chin Med, 2011, 6: 32.

13. YU Y, DU J R, WANG C Y, et al. Protection against hydrogen peroxide-induced injury by Z-ligustilide in PC12 cells [J]. Exp Brain Res, 2008, 184 (3): 307-312.

14. CHENG C Y, HO T Y, LEE E J, et al. Ferulic acid reduces cerebral infarct through its antioxidative and anti-inflammatory effects following transient focal cerebral ischemia in rats [J]. Am J Chin Med, 2008, 36 (6): 1105-1119.

15. PENG H Y, DU J R, ZHANG G Y, et al. Neuroprotective effect of Z-ligustilide against permanent focal ischemic damage in rats [J]. Biol Pharm Bull, 2007, 30 (2): 309-312.

16. KUANG X, YAO Y, DU J R, et al. Neuroprotective role of Z-ligustilide against forebrain ischemic injury in ICR mice [J]. Brain Res, 2006, 1102 (1): 145-153.

17. KUANG X, DU J R, LIU Y X, et al. Postischemic administration of Z-ligustilide ameliorates cognitive dysfunction and brain damage induced by permanent forebrain ischemia in rats [J]. Pharmacol Biochem Behav, 2008, 88 (3): 213-221.

18. XIN J, ZHANG J, YANG Y, et al. Radix Angelica Sinensis that contains the component Z-ligustilide promotes adult neurogenesis to mediate recovery from cognitive impair-ment [J]. Curr Neurovasc Res, 2013, 10 (4): 304-315.

19. ZHANG Q, ZHAO Y, XU Y, et al. Sodium ferulate and n-butylidenephthalate combined with bone marrow stromal cells (BMSCs) improve the therapeutic effects of angiogen-esis and neurogenesis after rat focal cerebral ischemia [J]. J Transl Med, 2016, 14 (1): 223.

20. KO W C. A newly isolated antispasmodic—butylidenephthalide [J]. Jpn J Phar-macol, 1980, 30 (1): 85-91.

21. SONG M, LI Q, HE C. Identification and analgetic effect of *Angelica sinensis*

extract [J]. Journal of Xianning University, 2009, 23: 194-196.

22. DU H, WU J, LI H, et al. Polyphenols and triterpenes from Chaenomeles fruits: chemical analysis and antioxidant activities assessment [J]. Food Chem, 2013, 141 (4): 4260-4268.

23. ZHANG S Y, HAN L Y, ZHANG H, et al. Chaenomeles speciosa: a review of chemistry and pharmacology [J]. Biomed Rep, 2014, 2 (1): 12-18.

24. RONG Z T, GONG X J, SUN H B, et al. Protective effects of oleanolic acid on cerebral ischemic damage in vivo and H_2O_2-induced injury in vitro [J]. Pharm Biol, 2011, 49 (1): 78-85.

25. LI L, ZHANG X, CUI L, et al. Ursolic acid promotes the neuroprotection by activating Nrf2 pathway after cerebral ischemia in mice [J]. Brain Res, 2013, 1497: 32-39.

26. NING Y, HUANG J, KALIONIS B, et al. Oleanolic acid induces differentiation of neural stem cells to neurons: an involvement of transcription factor Nkx-2. 5 [J]. Stem Cells Int, 2015, 2015: 672312.

27. WANG H, LI S Y, ZHAO C K, et al. A system for screening agonists targeting β2 adreno-ceptor from Chinese medicinal herbs [J]. J Zhejiang Univ Sci B, 2009, 10: 243-250.

28. KONG J S, YANG X H, LIU W. The relaxant effects and related mechanism of total flavones from *Chaenomeles lagenaria* Koidz. on gastrointestinal smooth muscles [J]. Lishizhen Med Mater Med Res, 2007, 18: 2123-2124.

29. LIU W, YANG X H, ZHOU M, et al. Pharmacodynamical mechanisms of total flavo-noids from *Chaenomeles lagenaria* Koidz. in the relaxation of gastrointestinal smooth muscles [J]. World Chin J Digestol, 2007, 15: 165-167.

30. WANG N P, DAI M, WANG H, et al. Antinociceptive effect of glucosides of *Chaenomeles speciosa* [J]. Chin J Pharmacol Toxicol, 2005, 19: 169-174.

31. LI X, YANG Y B, YANG Q, et al. Anti-inflammatory and analgesic activities of *Chaenomeles speciosa* fractions in laboratory animals [J]. J Med Food, 2009, 12 (5): 1016-1022.

32. ASL M N. HOSSEINZADEH H. Review of pharmacological effects of *Glycyrrhiza* sp. and its bioactive compounds [J]. Phytother Res, 2008, 22 (6): 709-724.

33. JI S, LI Z, SONG W, et al. Bioactive constituents o*f Glycyrrhiza uralensis* (lico-rice): discovery of the effective components of a traditional herbal medicine [J]. J Nat Prod, 2016, 79 (2): 281-292.

34. ZHANG Q, YE M. Chemical analysis of the Chinese herbal medicine Gan-Cao (licorice) [J]. J Chromatogr A, 2009, 1216 (11): 1954-1969.

35. PENG F, DU Q, PENG C, et al. A review: the pharmacology of isoliquiritigenin [J]. Phyto-ther Res, 2015, 29 (7): 969-977.

36. YANG E J, MIN J S, KU H Y, et al. Isoliquiritigenin isolated from *Glycyrrhiza uralensis* protects neuronal cells against glutamate-induced mitochondrial dysfunction [J]. Biochem Biophys Res Commun, 2012, 421 (4): 658-664.

37. LEE H K, YANG E J, KIN J Y, et al. Inhibitory effects of Glycyrrhizae radix and its active component, isoliquiritigenin, on Abeta(25-35)-induced neurotoxicity in cultured rat cortical neurons [J]. Arch Pharm Res, 2012, 35 (5): 897-904.

38. ZHAN, C, YANG J. Protective effects of isoliquiritigenin in transient middle cerebral artery occlusion-induced focal cerebral ischemia in rats [J]. Pharmacol Res, 2006, 53 (3): 303-309.

39. SUN Y X, TANG Y, WU A L, et al. Neuroprotective effect of liquiritin against focal cerebral ischemia/reperfusion in mice via its antioxidant and antiapoptosis properties [J]. J Asian Nat Prod Res, 2010, 12 (12): 1051-1060.

40. ZHANG L L, TIAN K, TANG Z H, et al. Phytochemistry and pharmacology of *Carthamus tinctorius* L.[J]. Am J Chin Med, 2016, 44 (2): 197-226.

41. ZHOU X, TANG L, XU Y, et al. Towards a better understanding of medicinal uses of *Carthamus tinctorius* L. in traditional Chinese medicine: a phytochemical and pharmacological review [J]. J Ethnopharmacol, 2014, 151 (1): 27-43.

42. YANG Q, YANG Z F, LIU S B, et al. Neuroprotective effects of hydroxysafflor yellow A against excitotoxic neuronal death partially through down-regulation of NR2B-containing NMDA receptors [J]. Neurochem Res, 2010, 35 (9): 1353-1360.

43. KONG S Z, XIAN Y F, IP S P, et al. Protective effects of hydroxysafflor yellow A on beta-amyloid-induced neurotoxicity in PC12 cells [J]. Neurochem Res, 2013, 38 (5): 951-960.

44. ZHU H B, ZHANG L, WANG Z H, et al. Therapeutic effects of hydroxysafflor yellow A on focal cerebral ischemic injury in rats and its primary mechanisms [J]. J Asian Nat Prod Res, 2005, 7 (4): 607-613.

45. CHEN L, XIANG Y, KONG L, et al. Hydroxysafflor yellow A protects against cerebral ischemia-reperfusion injury by anti-apoptotic effect through PI3K/Akt/GSK3beta pathway in rat [J]. Neurochem Res, 2013, 38 (11): 2268-2275.

46. SUN L, YANG L, FU Y, et al. Capacity of HSYA to inhibit nitrotyrosine formation induced by focal ischemic brain injury [J]. Nitric Oxide, 2013, 35: 144-151.

47. FU P K, PAN T L, YANG C Y, et al. *Carthamus tinctorius* L. ameliorates brain injury followed by cerebral ischemia-reperfusion in rats by antioxidative and anti-inflammatory mechanisms [J]. Iran J Basic Med Sci, 2016, 19 (12): 1368-1375.

48. YU L, CHEN C, WANG L F, et al. Neuroprotective effect of kaempferol glycosides against brain injury and neuroinflammation by inhibiting the activation of NF-kappaB and STAT3 in transient focal stroke [J]. PLoS One, 2013, 8 (2): e55839.

49. HUANG Z L, YU M L, QU S K, et al. Studies on the immuno-activity of the polysaccharide from safflower (*Carthamus tinectorius*)[J]. Chin Trad Herb Drugs, 1984, 15: 213-216.

50. POPOV A M, LI I A, KANG D I. Analgesic properties of CF extracted from the safflor (*Carthamus tinctorius*) seeds and its potential uses [J]. Pharmaceutical chemistry, 2009, 43 (1): 41-44.

51. WU J, WANG H, MA Y, et al. Isolation of a new lycodine alkaloid from *Lycopodium japonicum* [J]. Nat Prod Res, 2015, 29 (8): 735-738.

52. HE J, WU X D, LIU F, et al. Lycopodine-type alkaloids from *Lycopodium japonicum* [J]. Nat Prod Bioprospect, 2014, 4 (4): 213-219.

53. SUN Z H, LI W, TANG G H, et al. A new serratene triterpenoid from *Lycopodium japonicum* [J]. J Asian Nat Prod Res, 2017, 19 (3): 299-303.

54. WANG X J, LI L, YU SS, et al. Five new fawcettimine-related alkaloids from *Lycopodium japonicum* Thunb. [J]. Fitoterapia, 2013, 91: 74-81.

55. YANG Q, ZHU Y, PENG W, et al. A new lycopodine-type alkaloid from *Lycopodium japonicum* [J]. Nat Prod Res, 2016, 30 (19): 2220-2224.

56. KONRATH E L, ORTEGA M G, DE LORETO B S, et al. Alkaloid profiling and anticholinesterase activity of South American Lycopodiaceae species [J]. J Enzyme Inhib Med Chem, 2013, 28 (1): 218-222.

57. ORTEGA M G, AGNESE A M, CABRERA J L. Anticholinesterase activity in an alkaloid extract of *Huperzia saururus* [J]. Phytomedicine, 2004, 11 (6): 539-543.

58. KONRATH E L, NEVES B M, PASSOS C S, et al. *Huperzia quadrifariata* and *Huperzia reflexa* alkaloids inhibit acetylcholinesterase activity in vivo in mice brain [J]. Phytomedicine, 2012, 19 (14): 1321-1324.

59. COOPER E L, BALAMURUGAN M, HUANG C Y, et al. Earthworms dilong: ancient, inexpensive, noncontroversial models may help clarify approaches to integrated medicine emphasizing neuroimmune systems [J]. Evid Based Complement Alternat Med, 2012, 2012: 164152.

60. WANG G, HU D, CHEN J, et al. Analysis of chemical components from Pheretima [J]. J Chin Med Mater, 1998, 21 (3): 133-135.

61. CHANG Y M, KUO W H, LAI T Y, et al. RSC96 Schwann cell proliferation and survival induced by Dilong through PI3K/Akt signaling mediated by IGF-I [J]. Evid Based Complement Alternat Med, 2011, 2011: 216148.

62. CHANG Y M, SHIH Y T, CHEN Y S, et al. Schwann cell migration induced by earthworm extract via activation of PAs and MMP2/9 mediated through ERK1/2 and p38 [J]. Evid Based Complement Alternat Med, 2011, 2011: 395458.

63. CHEN C T, LIN J G, LU T W, et al. Earthworm extracts facilitate PC12 cell differentiation and promote axonal sprouting in peripheral nerve injury [J]. Am J Chin Med, 2010, 38 (3): 547-560.

64. LIU C H, LIN Y W, TANG N Y, et al. Effect of oral administration of *Pheretima aspergillum* (earthworm) in rats with cerebral infarction induced by middle-cerebral artery occlusion [J]. Afr J Tradit Complement Altern Med, 2012, 10 (1): 66-82.

65. JI H, WANG L, BI H, et al. Mechanisms of lumbrokinase in protection of cerebral ischemia [J]. Eur J Pharmacol, 2008, 590 (1-3): 281-289.

66. KIM D H, LEE I H, NAM S T, et al. Neurotropic and neuroprotective activities of the earthworm peptide lumbricusin [J]. Biochem Biophys Res Commun, 2014, 448 (3): 292-297.

67. KIM D H, LEE I H, NAM S T, et al. Antimicrobial peptide, lumbricusin, ameliorates motor dysfunction and dopaminergic neurodegeneration in a mouse model of Parkinson's disease [J]. J Microbiol Biotechnol, 2015, 25 (10): 1640-1647.

68. SEO M, LEE J H, BAEK M, et al. A novel role for earthworm peptide lumbricusin as a regu-

lator of neuroinflammation [J]. Biochem Biophys Res Commun, 2017, 490 (3): 1004-1010.

69. LI W, TANG Y, CHEN Y, et al. Advances in the chemical analysis and biological activities of chuanxiong [J]. Molecules, 2012, 17 (9): 10614-10651.

70. RAN X, MA L, PENG C, et al. *Ligusticum chuanxiong* Hort.: a review of chemistry and pharmacology [J]. Pharm Biol, 2011, 49 (11): 1180-1189.

71. WU X M, QIAN Z M, ZHU L, et al. Neuroprotective effect of ligustilide against ischaemia-reperfusion injury via up-regulation of erythropoietin and down-regulation of RTP801[J]. Br J Pharmacol, 2011, 164 (2): 332-343.

72. CHEN Z, PAN X K, GEORGAKILAS A G, et al. Tetramethylpyrazine (TMP) protects cerebral neurocytes and inhibits glioma by down regulating chemokine receptor CXCR4 expression [J]. Cancer Lett, 2013, 336 (2): 281-289.

73. LI S Y, JIA Y H, SUN W G, et al. Stabilization of mitochondrial function by tetramethylpyrazine protects against kainate-induced oxidative lesions in the rat hippocampus [J]. Free Radic Biol Med, 2010, 48 (4): 597-608.

74. KAO T K, CHANG C Y, OU Y C, et al. Tetramethylpyrazine reduces cellular inflammatory response following permanent focal cerebral ischemia in rats [J]. Exp Neurol, 2013, 247: 188-201.

75. WU W, YU X, LUO X P, et al. Tetramethylpyrazine protects against scopolamine-induced memory impairments in rats by reversing the cAMP/PKA/CREB pathway [J]. Behav Brain Res, 2013, 253: 212-216.

76. XIAO X, LIU Y, QI C, et al. Neuroprotection and enhanced neurogenesis by tetramethylpyrazine in adult rat brain after focal ischemia [J]. Neurol Res, 2010, 32 (5): 547-555.

77. TIAN Y, LIU Y, CHEN X, et al. Tetramethylpyrazine promotes proliferation and differentiation of neural stem cells from rat brain in hypoxic condition via mitogen-activated protein kinases pathway in vitro [J]. Neurosci Lett, 2010, 474 (1): 26-31.

78. YAN Y, ZHAO J, CAO C, et al. Tetramethylpyrazine promotes SH-SY5Y cell differentiation into neurons through epigenetic regulation of Topoisomerase II beta [J]. Neuroscience, 2014, 278: 179-193.

79. OZAKI Y, SEKITA S, HARADA M. Centrally acting muscle relaxant effect of phthalides (ligustilide, cnidilide and senkyunolide) obtained from *Cnidium officinale* Makino [J]. Yakugaku Zasshi, 1989, 109 (6): 402-406.

80. BIE B H, CHEN Y, ZHAO Z Q. Ligustrazine inhibits high voltage-gated Ca(2+) and TTX-resistant Na(+) channels of primary sensory neuron and thermal nociception in the rat: a study on peripheral mechanism [J]. Neurosci Bull, 2006, 22 (2): 79-84.

81. FU J, WANG Z, HUANG L, et al. Review of the botanical characteristics, phytochemistry, and pharmacology of *Astragalus membranaceus* (Huangqi) [J]. Phytother Res, 2014, 28 (9): 1275-1283.

82. LI X, QU L, DONG Y, et al. A review of recent research progress on the astragalus genus [J]. Molecules, 2014, 19 (11): 18850-18880.

83. LI L, HOU X, XU R, et al. Research review on the pharmacological effects of astragaloside

Ⅳ[J]. Fundam Clin Pharmacol, 2017, 31 (1): 17-36.

84. WANG H L, ZHOU Q H, XU M B, et al. Astragaloside Ⅳ for experimental focal cerebral ischemia: preclinical evidence and possible mechanisms [J]. Oxid Med Cell Longev, 2017, 2017: 8424326.

85. GAO J, LIU Z J, CHEN T, et al. Pharmaceutical properties of calycosin, the major bioactive isoflavonoid in the dry root extract of Radix Astragali [J]. Pharm Biol, 2014, 52 (9): 1217-1222.

86. GUO C, TONG L, XI M, et al. Neuroprotective effect of calycosin on cerebral ischemia and reperfusion injury in rats [J]. J Ethnopharmacol, 2012, 144 (3): 768-774.

87. GUO C, MA Y, MA S, et al. The role of TRPC6 in the neuroprotection of calycosin against cerebral ischemic injury [J]. Sci Rep, 2017, 7 (1): 3039.

88. WU X L, WANG Y Y, CHENG J, et al. Calcium channel blocking activity of caly-cosin, a major active component of Astragali Radix, on rat aorta [J]. Acta Pharmacol Sin, 2006, 27 (8): 1007-1012.

89. REVUELTA M P, CANTABRANA B, HIDALGO A. Mechanisms involved in kaemp-ferol-induced relaxation in rat uterine smooth muscle [J]. Life Sci, 2000, 67 (3): 251-259.

90. SU C Y, MING Q L, RAHMAN K, et al. Salvia miltiorrhiza: traditional medicinal uses, chemistry, and pharmacology [J]. Chin J Nat Med, 2015, 13 (3): 163-182.

91. WANG B Q. Salvia miltiorrhiza: chemical and pharmacological review of a medicinal plant [J]. J Med Plants Res, 2010, 4: 2813-2820.

92. IMANSHAHIDI M, HOSSEINZADEH H. The pharmacological effects of Salvia species on the central nervous system [J]. Phytother Res, 2006, 20 (6): 427-437.

93. BONACCINI L, KARIOTI A, BERGONZI M C, et al. Effects of Salvia miltiorrhiza on CNS neuronal injury and degeneration: a plausible complementary role of tanshinones and depsides [J]. Planta Med, 2015, 81 (12-13): 1003-1016.

94. ZHUANG P, ZHANG Y, CUI G, et al. Direct stimulation of adult neural stem/progen-itor cells in vitro and neurogenesis in vivo by salvianolic acid B [J]. PLoS One, 2012, 7 (4): e35636.

95. ZHANG N, KANG T, XIA Y, et al. Effects of salvianolic acid B on survival, self-renewal and neuronal differentiation of bone marrow derived neural stem cells [J]. Eur J Phar-macol, 2012, 697 (1-3): 32-39.

96. SHU T, PANG M, RONG L, et al. Effects of Salvia miltiorrhiza on neural differentiation of induced pluripotent stem cells [J]. J Ethnopharmacol, 2014, 153 (1): 233-241.

97. HOSSEINZADEH H, HASSANZADEH A R. Muscle relaxant and hypnotic effects of Salvia leriifolia Benth. leaves extract in mice [J]. Iran J Basic Med Sci, 2001, 4: 130-138.

98. LIU C, SHI W, SUN L, et al. Effects of Radix Salviae Miltiorrhizae on visceral pain discharges in the posterior nucleus of the thalamus in cats [J]. Zhongguo Zhong Yao Za Zhi, 1990, 15: 112-115.

99. HOSSEINZADEH H, HADDADKHODAPARAST M H, ARASH A R. Antinociceptive, antiinflammatory and acute toxicity effects of *Salvia leriifolia* Benth. seed extract in mice and rats [J]. Phytother Res, 2003, 17 (4): 422-425.

100. SHEN J, CHEN X, CHEN X, et al. Targeting neurogenesis: a promising therapeutic strategy for post-stroke treatment with Chinese herbal medicine [J]. Integr Med Int, 2014, 1: 5-18.

第七章 针灸治疗中风后痉挛的临床研究证据

导语:本章通过系统检索 9 个中英文数据库,梳理和评价针灸疗法治疗中风后痉挛的疗效,共检索到 37 141 条文献,最终纳入 162 项随机对照试验,12 项非随机对照试验和 35 项无对照研究。研究结果显示,针灸治疗中风后痉挛的研究中报告最常见的证型是肝阳上亢、风痰阻络和气虚血瘀。普通针刺、电针、穴位按压、灸法、穴位埋线、穴位注射等疗法联合康复训练可不同程度地改善患者的痉挛程度、运动功能以及日常生活活动能力,常用的穴位包括合谷、三阴交、外关、曲池、足三里、阴陵泉等,疗程平均超过 30 天,目前研究显示针灸安全性尚可。

一、现有系统评价证据

目前已有 2 篇英文和 1 篇中文文献对针灸疗法治疗中风后痉挛的疗效和安全性进行了综合评估。

祁营洲等按照 Cochrane 协作组推荐的方法评价了 14 项针灸治疗中风后痉挛的随机对照试验或半随机对照试验。所有的研究在中国进行并以中文发表。共纳入 978 例受试者。这些疗法包括针刺(4 项研究),中药穴位注射联合康复(1 项研究),针刺联合中药(1 项研究),针刺联合推拿(1 项研究),电针(1 项研究),梅花针联合康复训练(1 项研究)。纳入研究的方法学质量较低。Meta 分析结果显示,针刺联合康复等治疗能改善患者的日常活动能力,但是未发现其在 AS 评分、Carr-Shepherd 运动评分、神经功能缺损程度评分等方面优于对照组。

Park 等评价了 2001—2008 年发表的 8 篇文献报告了随机对照试验,共纳入 399 个受试者。干预措施包括普通针刺(3 项研究)、电针(5 项研究),对照措施包括假针刺(1 项研究)和康复训练(7 项研究)。Meta 分析结果显示与传统康复疗法比较,针刺疗法在改良 AS 评分上无差别。所有纳入研究的方法学质量较低。因为研究质量的局限性,针刺治疗中风后痉挛的疗效尚不明确。

Lim 等检索了中英文数据库,同时检索了 19 个韩国期刊,检索时间截至2013 年 7 月,共纳入 5 项随机对照试验,其中 3 项研究为英文,1 项研究为韩文和 1 项研究为中文。1 项随机对照试验比较了针刺与假针刺的疗效,1 项研究比较了针刺联合标准治疗与标准治疗的疗效,另外 3 项研究比较了电针联合标准治疗与标准治疗的疗效。主要评价了修订的 Ashworth 量表,Meta 分析显示,针刺或电针治疗改善了中风后的痉挛状态。亚组分析显示,针刺可以改善中风患者的腕、踝及肘部的痉挛,研究间的异质性可能归因于对照措施、针刺穴位和疗程的不同。研究结论提示,针刺可能改善中风患者的痉挛状态,但是针刺疗效的持续效应尚需要长疗程的研究去证实。

二、临床研究文献筛选

通过检索中英文数据库共命中 37 141 条文献,本章共纳入 209 项研究,其中有 151 项随机对照试验(A1~A151),12 项非随机对照试验(A152~A163),35 项无对照研究(A164~A198)。另有 11 项研究(A199~A209)的疗法因文化、法规等原因在国外应用受到一定限制,故另外描述(图 7-1)。

大部分研究在中国进行,有 1 项研究在德国进行(A1)。在这些研究中有超过 13 000 个受试者接受观察,随机对照试验和非随机对照试验的证据将用来评价针灸疗法的疗效和安全性,无对照研究的结果仅进行描述分析。在这些研究中观察的针灸疗法包括体针、头针、电针及经皮神经电刺激、灸法、穴位按压及其几种疗法的联合。

另外,11 项国外应用受限疗法的研究中评价的疗法包括穴位注射、穴位贴敷、穴位埋线、火针及烙灸。

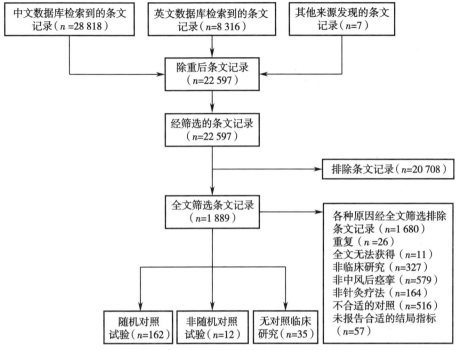

图 7-1　研究筛选过程流程图：针灸相关疗法

　　针灸治疗中风后痉挛的 151 项随机对照试验中共纳入超过 12 000 个受试者，平均年龄 60.5 岁，在报告性别信息的研究中显示，男性例数（$n=6\ 256$）多于女性（$n=4\ 314$）。疗程从两周（A4，A11，A12，A19，A20，A21，A22）到 3 个月（A23~A27）不等。其中有 8 项研究报告了证型信息（A9，A13，A16~A18，A28~A30），最常见的证型是肝阳上亢、风痰阻络和气虚血瘀。在这些研究中观察到的针灸疗法包括体针、头针、电针、经皮神经电刺激、灸法、穴位按压及几种疗法的联合。特别是靳三针疗法，共有 16 项随机对照试验评价其疗效（A3~A18）。

　　在这些研究中，有 116 项随机对照试验是两臂研究，其中 24 项研究评价了单用针灸疗法与不同对照措施的效果，92 项研究评价了针灸疗法与不同对照联合应用的效果。23 项三臂的随机对照试验包括了上述的比较疗法，另有 12 项三臂的随机对照试验包含了两个针灸治疗组，一组应用了特殊的针刺疗法，另一组采用常规的针刺疗法作为对照组，这些研究中主要评价了特殊针刺疗法的效果。所有的研究中，有 2 项研究比较了针刺与安慰针或假针刺的疗效,47 项研究比较了针刺与常规治疗或康复训练的疗效(其中 23 项来自三臂研究),1 项研究比较了针刺与电刺激的疗效。有 123 项研究评价了针刺联合疗法的效果(其中 31 项来自三臂研究)。

纳入的研究中应用的针刺穴位超过 170 个,最常用的穴位是 LI4 合谷 ($n=39$),LI11 曲池 ($n=38$),TE5 外关 ($n=36$),SP6 三阴交 ($n=32$),LI15 肩髃 ($n=27$),LI10 手三里 ($n=26$),SP9 阴陵泉 ($n=24$),GB34 阳陵泉 ($n=25$),ST36 足三里 ($n=24$),LU5 尺泽 ($n=24$),PC6 内关 ($n=20$),HT1 极泉 ($n=20$),SP10 血海 ($n=17$),KI6 照海 ($n=17$),GB40 丘墟 ($n=15$),LR3 太冲 ($n=15$),BL40 委中 ($n=15$),GV20 百会 ($n=12$),ST41 解溪 ($n=12$),BL37 殷门 ($n=11$)。除了常规的针刺穴位,头皮针也应用在不同的治疗区域。

1. 偏倚风险

所有的研究均提到随机,但仅有 69 项研究介绍了正确的随机序列产生方法,12 项研究在分配隐藏中提到采用密闭的信封而评价为低偏倚,139 项研究没有描述细节评价为不清楚。受试者盲法评价中,2 项研究采用了安慰针或假针刺而评价为低偏倚,其他研究评价为高偏倚风险,研究者盲法也都评价为高风险。7 项研究报告了对结局评价者设盲,其他的研究因未报告相关信息评价为不清楚。所有的研究在不完全数据报告方面评价为低偏倚,所有的研究因不能找到相关的方案或试验注册信息,在选择性结局报告方面评价为不清楚。具体见表 7-1。

表 7-1　针灸疗法随机对照试验偏倚风险评估

偏倚风险条目	低风险研究数目 / n(%)	不清楚风险研究数目 /n(%)	高风险研究数目 / n(%)
随机序列的产生	69(45.7)	78(51.7)	4(2.6)
分配隐藏	12(7.3)	139(92.1)	0(0)
受试者盲法	2(1.3)	0(0)	149(98.7)
研究人员盲法	0(0)	0(0)	151(100)
结局评价者盲法	7(4.6)	144(95.4)	0(0)
不完全结局数据报告	151(100)	0(0)	0(0)
选择性结局报告	0(0)	151(100)	0(0)

2. 结局指标

纳入的研究中报告的最常见的结局指标包括 AS/MAS 评分、FMA 评分、BI/MBI 评分。

针对痉挛的主要结局指标,96 个研究报告了 AS/MAS 评分,其中 55 项研究报告了分值,另有 41 项研究报告了每个分级水平患者的例数,这些研究也被转换成分值进行进一步的分析。痉挛评价的部位包括上肢、下肢、不同的关节和肌肉,还有未明确部位的研究,Meta 分析主要基于上肢、下肢和未明确部位三部分进行合并。因为 AS/MAS 评分采用不同的分级方法,包括[0,1,1.5,2,3,4]、[0,1,2,3,4,5]和[1,2,3,4,5,6],因此数据的合并采用 *SMD* 进行分析。

三、针刺的临床研究证据

(一)针刺的随机对照试验

1. 针刺 vs. 假针刺/安慰针

2 项研究(A1,A31)比较了针刺与假针刺的疗效,其中 1 项研究(A1)在非常规的针刺穴位应用钝针,另 1 项(A31)采用浅刺法作为对照措施。结果显示,针刺与假针刺比较在 AS 评分方面的差异无统计学意义(*MD*:0.00[−0.79,0.79])(A31),该研究样本量较小。另 1 项研究(A31)显示,经过 4 周的治疗,针刺组与假针刺组在 FMA 评分(*MD*:4.50[−1.33,10.33])、MBI(*MD*:0.21[−5.19,5.61])方面的差异均无统计学意义,但在 12 周的随访时点,针刺组能够较好地改善 FMA 评分(*MD*:11.48[5.68,17.28])和 MBI(*MD*:10.00[4.54,15.46])。

2. 针刺 vs. 药物治疗

6 项研究(A32~A34,A36,A37,A48)比较了针刺与药物治疗的效果,对照药物包括巴氯芬(A32,A33,A37,A38)、吡拉西坦(A34)和盐酸乙哌立松片(A36)。结果显示,针刺治疗在上肢 AS 评分(*SMD*:−1.20[−2.12,−0.28],I^2=95%)(A34,A36,A37,A48)、上肢 FMA 评分(*MD*:5.31[2.85,7.77],I^2=0)(A33,A34)及 BI(*MD*:13.75[8.84,18.66])(A37)方面优于药物治疗;而在

FMA 运动总分（*MD*：13.35［–11.29，37.99］，I^2=100%）（A32，A36）和 FMA 下肢评分（*MD*：3.46［–0.69，7.61］）（A33）方面未见差异。Meta 分析结果见表 7-2。

3. 针刺 vs. 常规康复

共有 31 项研究比较了针刺疗法与常规康复的效果，16 项研究（A6，A10，A13，A25，A28，A39~A46，A72，A84，A104）是两臂研究，15 项研究（A4，A5，A11，A12，A16~A18，A49，A50，A52~A57）是三臂研究，结果显示，针刺组在 FMA 运动总分评分方面优于常规治疗（6.16［0.41，11.91］，I^2=95%），但在 MAS 评分、FMA 上肢及下肢评分、BI 方面的差异均无统计学意义。Meta 分析结果见表 7-2。

4. 针刺 vs. 电刺激

1 项研究（A58）比较了针刺与神经肌肉电刺激的效果，两组均采用了常规的康复训练，两组疗程均为 3 周，研究报告了上肢 MAS 评分、上肢 FMA 评分和 MBI，研究结果显示，针刺疗法在 MBI 方面优于电刺激组（*MD*：11.67［4.19，19.15］），但是在 AS 评分和 FMA 运动总分方面，两组无差别（MAS，*MD*：–0.18［–0.66，0.30］；FMA，*MD*：6.50［–2.63，15.63］）。

1 项研究（A116）比较了头针和主被动下肢智能运动训练的效果，经过 1 个月的治疗，两组在改善下肢 FMA 运动总分和 BI 方面无差异（FMA，*MD*：–0.30［–2.75，2.15］；BI，*MD*：–0.25［–3.22，2.72］）。

表 7-2 单用针灸治疗中风后痉挛的 Meta 分析结果

对照措施	结局指标	研究个数	受试者	效应量［95% *CI*］	I^2/%	纳入的研究
药物治疗	AS/MAS（上肢）	4	697	*SMD*：–1.20［–2.12，–0.28］*	95	A34，A36，A37，A48
	FMA（运动总分）	2	140	*MD*：13.35［–11.29，37.99］	100	A32，A36
	FMA（上肢）	3	548	*MD*：5.31［2.85，7.77］*	100	A33，A34

续表

对照措施	结局指标	研究个数	受试者	效应量 ［95% CI］	I^2/%	纳入的研究
康复训练	AS/MAS （未明确）	6	403	SMD：-0.18 ［-0.58,0.21］	74	A41~A43,A50, A53,A55
	FMA（运动总分）	14	1 041	MD：6.16 ［0.41,11.91］*	95	A4,A10~A13, A17,A18,A25, A28,A41,A42, A54,A57,A72
	FMA（上肢）	7	616	MD：0.64 ［-3.33,4.60］	82	A5,A16~A18, A46,A50,A56
	FMA（下肢）	4	336	MD：-1.23 ［-6.42,3.95］	92	A5,A16,A18, A44
	BI/MBI	16	1 356	MD：8.39 ［-1.24,18.01］	99	A5,A6,A10, A16~A18,A25, A28,A49,A53~ A55,A57,A72, A84,A104

注：* 表示有统计学差异。

5. 针刺联合疗法

共有75项随机对照试验（A3~A5,A7~A9,A11,A12,A14~A18,A20,A22,A23,A26,A29,A30,A37,A48~A50,A52~A57,A59~A66,A68~A71,A74~A83,A85~A90,A94,A95,A97,A98,A101~A103,A105,A106,A108,A110~A114,A116,A129,A151）评价了针刺联合其他常用疗法的效果。结果显示，体针联合疗法的效果在 AS 评分、FMA 评分及 BI/MBI 方面均优于单纯的常规治疗或康复训练。具体结果见表7-3。

表7-3 针刺联合康复或常规疗法治疗中风后痉挛的 Meta 分析结果

结局指标	研究个数	受试者	效应量 ［95% CI］	I^2/%	纳入的研究
AS/MAS（未明确）	22	1 572	SMD：-0.48 ［-0.58,-0.38］*	0	A14,A30,A50,A53,A55,A63, A66,A69,A74,A78,A79,A83, A85,A87,A90,A94,A101, A102,A105,A111,A151

续表

结局指标	研究个数	受试者	效应量 [95% CI]	I^2/%	纳入的研究
AS/MAS（上肢）	8	498	*SMD* −0.56 [−0.84, −0.28]*	58	A7, A37, A48, A56, A59, A76, A80, A88
AS/MAS（下肢）	4	245	*SMD*: −0.38 [−0.64, −0.13]*	0	A7, A56, A76, A88, A108
FMA（运动总分）	25	2 013	*MD*: 11.98 [8.59, 15.36]*	95	A3, A4, A11, A12, A14, A15, A17, A18, A20, A26, A54, A57, A60, A63, A74, A78, A79, A85, A88, A95, A101, A102, A105, A113, A114
FMA（上肢）	17	1 298	*MD*: 5.59 [3.98, 7.20]*	60	A5, A8, A9, A14, A16~A18, A50, A56, A59, A66, A75, A80, A88~A90, A112
FMA（下肢）	15	1 156	*MD*: 3.11 [2.32, 3.90]*	62	A5, A9, A14, A16, A18, A29, A66, A68, A88, A90, A103, A106, A110, A112, A116
BI/MBI	30	2 326	*MD*: 11.35 [8.62, 14.08]*	84	A3, A5, A16~A18, A26, A37, A49, A53~A55, A57, A60, A63, A68, A69, A74, A78, A79, A81, A82, A85, A90, A95, A101, A102, A111, A113, A114, A116

注：* 表示有统计学差异。

6. GRADE 评价

我们评价了针刺与假针刺比较治疗中风后痉挛的证据，针刺在 FMA 评分及 MBI 评分方面的证据为中等。另外，我们评价了针刺联合康复训练治疗中风后痉挛的证据，针刺联合康复训练在 FMA 评分、MAS 评分和 MBI 评分方面的证据均为低质量（表 7-4、表 7-5）。

表 7-4 中风后痉挛的针刺 vs. 假针刺的结果总结表

结局指标	患者数 （研究数）	证据质量 （GRADE）	效应量	
			假针刺	针刺 vs. 假针刺 ［95% CI］
MAS	25 （1RCT）	⊕⊕○○ 低[a,b]	平均 3.3 分	降低 0 分 ［−0.79, 0.79］
FMA 随访 12 周	238 （1RCT）	⊕⊕⊕○ 中等[b]	平均 56.42 分	提高 11.48 分 ［5.68, 17.28］
BI 随访 12 周	238 （1RCT）	⊕⊕⊕○ 中等[b]	平均 61.6 分	提高 10 分 ［4.54, 15.46］
说明： a. 研究人员以及结局评价者未设置盲法 b. 样本量不足限制了结果的准确性				
研究相关文献： MAS：A1 FMA：A31 MBI：A31				

表 7-5 中风后痉挛的针刺联合康复 vs. 康复的结果总结表

结局指标	患者数 （研究数）	证据质量 （GRADE）	效应量	
			康复训练	针刺 + 康复 vs. 康复［95% CI］
AS/MAS（上肢）	498 （8RCTs）	⊕⊕○○ 低[a,b]	—	降低 0.56 分 ［−0.84, −0.28)
AS/MAS（下肢）	245 （4RCTs）	⊕⊕○○ 低[a,c]	—	降低 −0.38 分 ［−0.64, −0.13)
FMA（运动总分）	2 013 （25RCTs）	⊕⊕○○ 低[a,b]	平均 55.59 分	提高 11.89 分 ［8.59, 15.36］
FMA（上肢）	1 298 （17RCTs）	⊕⊕○○ 低[a,b]	平均 34.67 分	提高 5.59 分 ［3.98, 7.2］
FMA（下肢）	986 （15RCTs）	⊕⊕○○ 低[a,b]	平均 21.77 分	提高 3.11 分 ［2.32, 3.9］

续表

结局指标	患者数（研究数）	证据质量（GRADE）	效应量	
			康复训练	针刺＋康复 vs. 康复［95% *CI*］
BI/MBI	2 326（30RCTs）	⊕⊕○○ 低 [a,b]	平均 53.57 分	提高 11.35 分［8.62，14.08］
不良事件	147（2RCTs）	2 项研究报告了不良事件，其中 1 项研究报告了治疗组和对照组在神经阻滞治疗后均有 6 例出现短暂的神经痛、感觉丧失和远端肢体水肿情况。另 1 项研究报告了头针治疗后出现 1 例皮下血肿		

说明：
a. 受试者、研究人员以及结局评价者未设置盲法
b. 统计学异质性较高
c. 样本量不足限制了结果的准确性

研究相关文献：
AS/MAS（上肢）：A7，A37，A48，A56，A59，A76，A80，A88
AS/MAS（下肢）：A7，A76，A88，A108
FMA（运动总分）：A3，A4，A11，A12，A14，A15，A17，A18，A20，A26，A54，A57，A60，A63，A74，A78，A79，A85，A88，A95，A101，A102，A105，A113，A114
FMA（上肢）：A5，A8，A9，A14，A16~A18，A50，A56，A59，A66，A75，A80，A88~A90，A112
FMA（下肢）：A5，A9，A14，A16，A18，A29，A66，A68，A88，A90，A103，A106，A110，A112，A116
BI/MBI：A3，A5，A16~A18，A26，A37，A49，A53~A55，A57，A60，A63，A68，A69，A74，A78，A79，A81，A82，A85，A90，A95，A101，A102，A111，A113，A114，A116
不良事件：A8，A78

7. Meta 分析中显示疗效较好的针灸穴位频数分析

显示阳性结果的 Meta 分析的针灸穴位频次分析见表 7-6。根据结局指标对穴位进行分组，3 个结局指标中最常用的穴位是 LI4 合谷、SP6 三阴交、TE5 外关、LI11 曲池、ST36 足三里、LU5 尺泽、SP9 阴陵泉。另外靳三针疗法也显示了较好的效果，最常用的穴位是颞三针（*n*=15）、上肢挛三针（*n*=5）、下肢挛三针（*n*=5）。

表 7-6　体针 Meta 分析中显示疗效较好的针灸穴位频数分析

结局指标	Meta 分析的个数	Meta 分析中研究个数	穴位	研究的个数
AS/MAS	4	34	LI4 合谷	20
			SP6 三阴交	19
			TE5 外关	15
			LI11 曲池	14
			ST36 足三里	12
			LU5 尺泽	11
			SP10 血海	11
			LR3 太冲	10
			LI10 手三里	9
			SP9 阴陵泉	9
FMA	5	54	SP6 三阴交	19
			LI4 合谷	18
			TE5 外关	18
			LI11 曲池	18
			LU5 尺泽	15
			LR3 太冲	13
			SP9 阴陵泉	13
			PC6 内关	12
			HT1 极泉	12
			ST36 足三里	11
ADL（BI/MBI）	1	30	SP6 三阴交	16
			LI4 合谷	14
			LI11 曲池	12
			SP9 阴陵泉	11
			TE5 外关	10
			LU5 尺泽	10
			LI10 手三里	8
			ST36 足三里	8
			SP10 血海	8
			HT1 极泉	8

（二）针刺的非随机对照试验

共有超过 700 例受试者的 11 项非随机对照试验（A153~A163）评价了针刺的效果。1 项研究（A161）比较了体针与康复疗法的效果，其余的研究评价了针刺联合常规康复训练或药物治疗的效果。2 项研究（A155，A163）评价了头针疗法，1 项研究（A157）在夹脊穴针刺，1 项研究仅针刺井穴，其他研究中常用的穴位包括 LI4 合谷（$n=7$）、TE5 外关（$n=5$）、SP6 三阴交（$n=5$）、LI10 手三里（$n=4$）、LI11 曲池（$n=4$）、SP10 血海（$n=4$）、ST36 足三里（$n=4$）、SI3 后溪（$n=3$）、KI6 照海（$n=3$）、LI15 肩髃（$n=3$）。

体针联合疗法的 Meta 分析结果显示，相对于单纯的康复训练，体针联合疗法可改善 MAS 评分（未明确部位）（SMD：0.61 [−0.87，−0.35]，I^2=38%）（A153，A154，A158，A159，A160，A163），MAS 评分（上肢）（SMD：−0.51 [−0.84，−0.18]，I^2=0）（A156，A162），FMA 评分（MD：8.57 [6.84，10.29]，I^2=0）（A153，A155，A158，A159）以及 BI/MBI 评分（MD：8.57 [6.84，10.29]，I^2=0）（A153，A155，A158，A159）。

（三）针刺的无对照研究

共有 33 项无对照研究（A164，A165，A168~A198）评价了体针治疗中风后痉挛的效果，纳入 1 518 例受试者。这些研究均采用了体针穴位，另外还有 4 项研究（A177，A182，A183，A198）应用了头皮针。这些研究共使用了 112 个不同的穴位，其中最常用的穴位是 LI4 合谷（$n=16$）、TE5 外关（$n=12$）、LI11 曲池（$n=11$）、LI15 肩髃（$n=11$）、ST36 足三里（$n=10$）、SP10 血海（$n=9$）、PC6 内关（$n=8$）、LI10 手三里（$n=8$）、GB34 阳陵泉（$n=8$）、SP9 三阴交（$n=7$）。

针刺的安全性

仅有 7 项随机对照试验（A8，A37，A57，A58，A72，A78，A97）报告了不良事件，1 项研究（A78）报告了治疗组和对照组均有 6 例短期的神经痛、感觉丧失和水肿，考虑和神经干阻滞治疗有关。另 1 项研究（A8）提到了头针治疗导致的血肿 1 例，未接受其他特殊处理。其他 5 项研究报告未发现明显的不良反应。

四、电针的临床研究证据

（一）电针的随机对照试验

共有 39 项随机对照试验（A19，A21，A27，A35，A38，A47，A51，A67，A73，A91~A93，A96，A100，A107，A115，A117~A128，A130~A140）评价了电针治疗中风后痉挛的效果，共纳入了 2 513 例受试者。5 项研究（A35，A38，A130，A131，A132）比较了电针与药物治疗的效果，6 项研究（A47，A51，A118，A135，A137，A140）比较了电针与康复训练的效果，31 项研究（A19，A21，A27，A47，A51，A67，A73，A91~A93，A96，A100，A107，A115，A117~A128，A133，A134，A136，A138，A139）评价了电针联合常规治疗或康复训练的效果，其中 3 项三臂研究（A47，A51，A118）比较了电针与常规治疗或康复训练的效果，以及电针联合常规治疗或康复训练与单纯常规治疗或康复训练的疗效。

1. 电针 vs. 药物治疗（巴氯芬）

共有 5 项研究（A35，A38，A130~A132）比较了电针与药物治疗的效果。结果显示，在上肢的 FMA 评分方面，电针效果优于巴氯芬（MD:21.84［17.48,26.20］）（A130），在 MAS 评分（SMD:–0.10［–0.41,0.21］,I^2=0）（A35，A38，A131）及 BI/MBI 评分（MD:4.78［–2.51,12.08］,I^2=75%）方面，两组间差异无统计学意义。

2. 电针 vs. 常规治疗或康复训练

6 项研究比较了电针与常规治疗或康复训练治疗中风后痉挛的效果，Meta 分析结果显示，两组各结局指标间差异无统计学意义，具体见表 7-7。

表 7-7　电针 vs. 常规治疗或康复训练

结局指标	研究个数	受试者	效应量［95% CI］	I^2/%	纳入的研究
MAS（未明确部位）	3	200	SMD:0.38［–1.38,2.15］	97	A47，A135，A137
FMA（运动总分）	3	180	MD:6.24［–0.08,12.55］	62	A51，A135，A137
BI/MBI	4	226	MD:–2.56［–15.41,10.30］	91	A47，A51，A118，A137

共有 31 项研究（A19，A21，A27，A47，A51，A67，A73，A91~A93，A96，A100，A107，A115，A117~A128，A133，A134，A136，A138，A139）报告了电针联合疗法的效果。Meta 分析结果见表 7-8。

表 7-8　电针联合康复训练治疗中风后痉挛的 Meta 分析结果

结局指标	研究个数	受试者	效应量 [95% CI]	I^2/%	纳入的研究
MAS（未明确）	10	722	SMD：-0.56 [-1.08,-0.04]*	91	A21，A47，A93，A96，A100，A107，A120，A125，A136，A138
MAS（上肢）	4	219	SMD：-0.28 [-0.56,0.01]	10	A92，A122，A124，A133
MAS（下肢）	3	161	SMD：-0.39 [-0.70,-0.08]*	0	A122，A124，A133
FMA（运动总分）	9	562	MD：14.17 [8.95,19.38]*	90	A21，A51，A91，A93，A107，A117，A125，A136，A139
FMA（上肢）	6	415	MD：11.54 [-5.80,28.89]	100	A47，A92，A115，A119，A127，A133
FMA（下肢）	6	465	MD：4.18 [2.71,5.65]*	70	A67，A115，A119，A127，A133，A134
BI/MBI	14	856	MD：10.29 [6.64,13.93]*	87	A21，A47，A51，A67，A91，A93，A107，A115，A118，A120，A121，A125，A127，A139

注:* 表示有统计学差异。

3. GRADE 评价

我们评价了电针联合康复训练治疗中风后痉挛的证据，结果显示，电针联合康复训练在改善 MAS 评分、FMA 评分及 BI/MBI 评分方面的证据为极低到低质量（表 7-9）。

表7-9 中风后痉挛的电针＋康复 vs 康复的结果总结表

结局指标	患者数（研究数）	证据质量（GRADE）	效应量	
			康复训练	电针联合康复训练 vs. 康复训练［95% CI］
MAS（上肢）	219（4RCTs）	⊕⊕○○ 低 a,b	—	降低0.28分［−0.56,0.01］
MAS（下肢）	161（3RCTs）	⊕⊕○○ 低 a,c	—	降低0.39分［−0.7,−0.08］
FMA（运动总分）	562（9RCTs）	⊕⊕○○ 低 a,d	平均45.39分	提高14.17分［8.95,19.38］
FMA（上肢）	415（6RCTs）	⊕○○○ 极低 a,d,e	平均21.88分	提高11.54分［5.8,28.89］
FMA（下肢）	465（6RCTs）	⊕⊕○○ 低 a,d	平均16.13分	提高4.18分［2.71,5.65］
BI/MBI	956（14RCTs）	⊕⊕○○ 低 a,d	平均56.25分	提高10.29分［6.64,13.93］

说明：
a. 受试者、研究人员以及结局评价者未设置盲法
b. 样本量不足限制了结果的准确性并且95% CI跨过了无效线
c. 样本量不足限制了结果的准确性
d. 统计学异质性较高
e. 95% CI跨过了无效线

研究相关文献：
AS/MAS（上肢）：A92,A122,A124,A133
AS/MAS（下肢）：A122,A124,A133
FMA（运动总分）：A21,A51,A91,A93,A107,A117,A125,A136,A139
FMA（上肢）：A47,A92,A115,A119,A127,A133
FMA（下肢）：A67,A115,A119,A127,A133,A134
BI/MBI：A21,A47,A51,A67,A91,A93,A107,A115,A118,A120,A121,A125,A127,A139

4. 电针疗法 Meta 分析中显示疗效较好的针灸穴位频数分析

显示阳性结果的 Meta 分析的针灸穴位频次分析见表7-10,研究根据结局指标分组,不考虑对照是采用了安慰剂、康复训练还是药物治疗。在这些穴位中,最常用的是 LI4 合谷、TE5 外关、LI10 手三里、LI11 曲池、GB34 阳陵泉、SP6 三阴交、ST36 足三里。

表 7-10　电针 Meta 分析中显示疗效较好的针灸穴位频数分析

结局指标	Meta 分析的个数	Meta 分析中研究个数	穴位	研究的个数
AS/MAS	3	13	LI4 合谷	8
			TE5 外关	8
			LI10 手三里	7
			LI11 曲池	7
			LI15 肩髃	7
			GB34 阳陵泉	6
			SP6 三阴交	5
			ST36 足三里	5
			ST40 丰隆	4
			LR3 太冲	4
FMA	2	16	GB34 阳陵泉	11
			LI4 合谷	8
			TE5 外关	8
			LI10 手三里	7
			LI11 曲池	6
			ST36 足三里	6
			LR3 太冲	6
			SP6 三阴交	5
			SP9 阴陵泉	4
			LI15 肩髃	4
BI/MBI	1	14	LI4 合谷	9
			TE5 外关	9
			GB34 阳陵泉	8
			LI11 曲池	7
			ST36 足三里	7
			LR3 太冲	7
			LI10 手三里	6
			SP6 三阴交	5
			GV20 百会	5
			SP9 阴陵泉	4

（二）电针的非随机对照试验

1 项非随机对照试验（A152）评价了电针与康复训练治疗中风后痉挛的效果，结果显示，两者在改善上、下肢 FMA 评分方面的差异无统计学意义（上肢，MD：1.45 ［−0.64，3.54］）；下肢，MD：0.89 ［−1.17，2.95］）。

（三）电针的无对照研究

2 项无对照研究（A166，A167）评价了电针治疗中风后痉挛的效果，共纳入 66 例受试者，最常用的体针穴位是 LI4 合谷、LI11 曲池和 ST36 足三里。

电针的安全性

仅有 1 项随机对照试验（A35）报告了不良事件，治疗组出现 1 例乏力，对照组出现 27 例次的不良反应，主要包括乏力、嗜睡、口干及头晕等。

五、穴位按压的临床研究证据

3 项随机对照试验（A141~A143）评价了穴位按压联合康复疗法治疗中风后痉挛的效果。2 项研究报告了 MAS 评分，结果显示，联合疗法在上肢的 MAS 评分方面有优势（MD：−0.37 ［−0.65，−0.09］）（A142），另一项研究未明确具体的测量部位也显示了优势（MD：−0.80 ［−1.30，−0.30］）（A141）。2 项研究（A141，A143）报告了 FMA 评分，结果显示，联合疗法优于单纯的康复训练（MD：18.98 ［1.85，36.11］，I^2=92%）。这些研究未报告不良事件相关的信息。

GRADE 评价

我们评价了穴位按压联合康复训练治疗中风后痉挛的证据，结果显示，在改善 MAS 评分（上肢）、FMA 评分及 BI 方面的证据质量为极低到低（表 7-11）。

表 7-11　穴位按压联合康复训练 vs. 康复训练治疗中风后痉挛的结果总结表

结局指标	患者数（研究数）	证据质量（GRADE）	效应量	
			康复训练	穴位按压联合康复训练 vs. 康复训练［95% CI］
MAS（上肢）	81（1RCT）	⊕⊕○○低 [a,b]	平均 1.6 分	降低 0.37 分［−0.65，−0.09］

结局指标	患者数（研究数）	证据质量（GRADE）	效应量	
			康复训练	穴位按压联合康复训练 vs. 康复训练 [95% CI]
FMA（运动总分）	110（2RCTs）	⊕○○○ 极低 a,b,c	平均 39.59 分	提高 18.98 分 [1.85，36.11]
BI	64（1RCT）	⊕⊕○○ 低 a,b	平均 37.83 分	提高 6.15 分 [0.8，11.5]

说明：
a. 受试者、研究人员以及结局评价者未设置盲法
b. 样本量不足限制了结果的稳定性
c. 异质性较高

研究相关文献：
AS/MAS（上肢）：A142
FMA（运动总分）：A141，A143
BI：A143

六、灸法的临床研究证据

7 项随机对照试验（A144~A150）评价了灸法的效果，共纳入 529 例受试者，其中，有在穴位实施灸法的研究 4 项（A144，A145，A148，A150），在上肢经络上实施灸法的研究 1 项（A149），剩余 2 项研究未提供详细信息。5 项研究（A144~A148）比较了灸法联合康复训练与单纯康复训练比较的效果，另有 2 项三臂研究（A149，A150）比较了灸法联合康复训练、单纯灸法和单纯康复训练之间的效果。结果显示，单纯灸法在改善 BI 方面优于康复训练（MD：8.64 [2.88，14.41]，I^2=27%）（A149，A150）。灸法联合康复训练可改善 MAS 评分，FMA 评分及 BI（表 7-12）。单个研究的结果显示，在上肢和下肢的 FMA 评分方面，联合疗法同样有优势（上肢，MD：13.51 [12.72，14.30]；下肢，MD：2.97 [2.61，3.33]）。这些研究未报告灸法相关不良事件的信息。

表 7-12　艾灸联合康复训练治疗中风后痉挛的 Meta 分析结果

结局指标	研究个数	受试者	效应量 [95% *CI*]	I^2/%	纳入的研究
MAS（未明确）	2	100	*SMD*：−0.74 [−1.15，−0.34]*	0	A145，A147
MAS（上肢）	2	136	*SMD*：−0.38 [−0.72，−0.04]*	0	A144，A148
FMA（运动）	3	213	*MD*：9.32 [7.45，11.19]*	0	A145，A146，A147
BI	6	356	*MD*：14.04 [10.90，17.18]*	89	A144，A145，A147， A148，A149，A150

注：* 表示有统计学差异。

GRADE 评价

我们评价了艾灸联合康复训练中风后痉挛的证据，结果显示，其在改善在 MAS 评分（上肢）、FMA 评分及 BI 方面的证据均为低级（表 7-13）。

表 7-13　中风后痉挛的艾灸联合康复训练 vs. 康复训练的结果总结表

结局指标	患者数 （研究数）	证据质量 （GRADE）	效应量	
			康复训练 / 绝对效应量	艾灸联合康复训练 vs. 康复训练 / 效应量 [95% *CI*]
MAS（上肢）	136 （2RCTs）	⊕⊕○○ 低 a,b	—	降低 −0.38 分 [−0.72，−0.04]
FMA（运动）	213 （3RCTs）	⊕⊕○○ 低 a,b	平均 54.18 分	提高 9.32 分 [7.45，11.19]
FMA（上肢）	68 （1RCT）	⊕⊕○○ 低 a,b	平均 23.13 分	提高 13.51 分 [12.72，14.3]
FMA（下肢）	68 （1RCT）	⊕⊕○○ 低 a,b	平均 22.34 分	提高 2.97 分 [2.61，3.33]

续表

结局指标	患者数（研究数）	证据质量（GRADE）	效应量	
			康复训练 /绝对效应量	艾灸联合康复训练 vs. 康复训练 / 效应量［95% *CI*］
BI	356（6RCTs）	⊕⊕○○低 a,c	平均 53.71 分	提高 14.04 分［10.9,17.18］

说明：
a. 受试者、研究人员以及结局评价者未设置盲法
b. 样本量不足限制了结果的稳定性
c. 异质性较高

研究相关文献：
AS/MAS（上肢）：A144，A148
FMA（运动）：A145，A146，A147
FMA（上肢）：A148
FMA（下肢）：A148
BI：A144，A145，A147，A148，A149，A150

七、针刺联合灸法的临床研究证据

3 项随机对照试验（A24,A99,A109）评价了针刺联合灸法及康复训练的效果，1 项研究（A109）报告了上肢的 MAS 评分，结果显示，联合治疗组优于单纯的康复训练（*MD*：−0.75［−1.43,−0.07］）。2 项研究分别报告了 FMA运动总分（A99）和下肢 FMA 评分（A24），结果显示，联合疗法效果较好（*MD*：14.11［11.36,16.86］，A99；*MD*：8.05［7.18,8.92］，A24）。2 项研究报告了 BI 评分，结果显示，联合疗法优于单纯的康复训练（*MD*：17.28［6.52,28.05］，I^2=89%）（A24,A99）。所有的研究均未报告不良反应信息。

八、国外应用受阻的其他针灸疗法

11 项研究（A199~A209）共纳入 628 例受试者，年龄 43~68 岁（A199），病程 1 天（A199）9~3.33 个月（A204）。共有 3 项研究评价了穴位注射的效果

（A199，A201，A204），Meta 分析结果显示，穴位注射联合康复训练可改善患者的 MAS 评分（MD：-0.56［-0.86，-0.25］）。2 项研究评价了穴位埋线的效果（A202，A203），Meta 分析结果显示，穴位埋线联合康复训练可改善患者的上肢 MAS 评分（MD：-0.68［-1.06，-0.30］）、FMA 评分（MD：5.72［5.05，6.40］）。4 项研究评价了火针的效果（A205~A208），Meta 分析结果显示，火针联合康复训练可改善患者的 FMA 评分（MD：7.97［0.32，15.62］）以及 BI 评分（MD：8.18［1.08，15.28］）。另外，有单个研究分别评价了穴位贴敷（A200）和烙灸疗法（A209），结果显示对临床痉挛和运动功能有一定疗效。

研究中很少提及不良反应信息，仅有 1 项研究（A206）显示火针组 2 例患者因为心理因素出现头晕不适，吸氧后症状可缓解。

九、总结

（一）针灸疗法临床证据汇总

针灸疗法是中医治疗中风后痉挛的常用疗法，相关的一些疗法在现有的指南或专著中推荐应用（见第二章）。评价的临床研究中，较多研究评价了体针和电针疗法的效果，其他包括穴位按压、灸法、穴位注射、埋线等也在少数研究中报告。另外，近些年兴起的一些针灸技术，如头针和靳三针也在临床研究中应用，尽管这些技术未被目前的指南或专著中推荐使用，这些证据将丰富目前的临床实践。

（二）针灸疗法临床证据总结

1. 中医证型

针灸治疗中风后痉挛的研究中报告最常见的证型是肝阳上亢、风痰阻络和气虚血瘀。

2. 纳入研究的质量

关于针灸盲法的实施较少，将近一半的研究报告了正确的随机序列分配方法，但分配隐藏以及研究的随访、结局报告环节的细节介绍较少，研究的质量相对较低。

3. 证据质量及总结

● 普通针刺与假针刺比较，疗程 4 周，在 12 周的随访时点，显示在改善

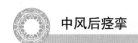

运动功能及日常生活活动能力方面优于假针刺,针刺穴位是位于第 2、4、6、8、10、12 胸椎和第 2、4 腰椎的夹脊穴,证据级别为中等。

- 普通针刺联合康复训练可改善患者的上肢 AS/MAS 评分(SMD=0.56)、下肢 AS/MAS 评分(SMD=0.38)、FMA 评分(运动)11.98 分、上肢 FMA 评分 5.59 分、下肢 FMA 评分 3.11 分、BI 评分 11.35 分,平均疗程为 34.1 天。阳性 Meta 分析结果提示,常用的穴位是合谷、三阴交、外关、曲池、足三里、尺泽、阴陵泉等。证据级别为低级。

- 电针联合康复训练也可改善患者的下肢 AS/MAS 评分(SMD=0.39)、FMA 评分(运动)14.17 分、下肢 FMA 评分 4.18 分,BI 评分 10.29 分,平均疗程为 34.2 天。阳性 Meta 分析结果提示,常用的穴位是合谷、外关、手三里、曲池、阳陵泉、三阴交、足三里等。证据级别为低级。

- 穴位按压联合康复训练可改善患者的上肢 MAS 评分 0.37 分、FMA 评分(运动)18.98 分,平均疗程为 7 周,证据级别为低级。

- 灸法联合康复训练改善患者的上肢 MAS 评分 0.38 分、FMA 评分(运动)9.32 分、BI14.04 分,平均疗程为 30.9 天,证据级别为低级。

- 另外,一些疗法如穴位注射也可改善患者的 MAS 评分 0.56 分;穴位埋线可降低上肢的痉挛评分 0.68 分,改善 FMA 评分 5.72 分;火针疗法可改善患者的 FMA 评分 7.97 分、BI 评分 8.18 分。

4. 安全性

仅有个别研究提及少数患者出现了血肿、乏力、头晕等症状,总体安全性较好。

参 考 文 献

1. 祁营洲,傅立新,熊俊,等.针刺治疗中风后痉挛性瘫痪的系统评价 [J]. 中国针灸 2009, 29 (8): 683-688.

2. PARK S W, YI S H, LEE J A, et al. Acupuncture for the treatment of spasticity after stroke: a meta-analysis of randomized controlled trials [J]. J Altern Complement Med, 2014, 20 (9): 672-682.

3. LIM S M, YOO J, LEE E, et al. Acupuncture for spasticity after stroke: a systematic review and meta-analysis of randomized controlled trials [J]. Evid Based Complement Alternat Med, 2015, 2015: 870398.

纳入研究文献

文章编号	参考文献
A1	FINK M, ROLLNIC J D, BIJAK M. et al. Needle acupuncture in chronic poststroke leg spasticity［J］. Arch Phys Med Rehabil, 2004, 85: 667-672.
A2	HUSSAIN T, MOHAMMAD H. The effect of transcutaneous electrical nerve stimulation (TENS) combined with bobath on post stroke spasticity. a randomizedcontrolled study［J］. Neurological Science, 2013, 333: e560.
A3	郎建英, 庄礼兴, 贾超, 等. "靳三针"结合康复疗法治疗缺血性中风痉挛性偏瘫的临床疗效观察［J］. 广州中医药大学学报, 2011, 28(4): 369-373.
A4	陆彦青, 杨海涛, 庄礼兴, 等. "靳三针"联合康复训练治疗中风后痉挛性偏瘫患者 40 例临床观察［J］. 中医杂志, 2013, 54(12): 1034-1037.
A5	郎建英, 庄礼兴, 贺君, 等. "靳三针"疗法治疗缺血性中风后痉挛性偏瘫随机对照研究［J］. 上海针灸杂志, 2013, 32(6): 440-443.
A6	贺君, 庄礼兴, 郎建英, 等. 靳三针对卒中后痉挛性瘫痪患者神经功能缺损和日常生活能力的影响——多中心随机对照研究［J］. 新中医, 2011, 43(6): 99-101.
A7	沈巍, 孙曌, 庄礼兴. 靳三针结合康复治疗缺血性脑卒中后痉挛瘫的临床研究［J］. 辽宁中医杂志, 2010, 37(11): 2228-2230.
A8	庄礼兴, 徐世芬, 庄珣. 靳三针疗法配合功能训练对脑卒中偏瘫患者上肢功能的影响(英文)［J］. World Journal of Acupuncture-Moxibustion, 2009, 19(4): 1-6.
A9	庄珣, 贾超, 贺君, 等. 靳三针疗法为主治疗脑梗塞偏瘫 40 例［J］. 现代中医药, 2010, 30(1): 52-54.
A10	郎建英, 庄礼兴, 贾超, 等. 靳三针疗法治疗缺血性中风后痉挛性偏瘫临床观察［J］. 新中医, 2011, 43(11): 93-95.
A11	杨海涛, 庄礼兴, 刘悦. 靳三针治疗中风后痉挛性偏瘫临床研究及其对康复训练的影响［J］. 辽宁中医杂志, 2013, 40(11): 2349-2351.
A12	杨海涛. 颞三针配合挛三针治疗中风后痉挛性偏瘫的临床研究［D］. 广州: 广州中医药大学, 2013.
A13	黄维媚. 靳三针治疗缺血性中风后偏瘫的临床研究［D］. 广州: 广州中医药大学, 2009.
A14	占大权. 靳三针配合作业疗法治疗中风后硬瘫的临床疗效观察［D］. 广州: 广州中医药大学, 2009.

续表

文章编号	参考文献
A15	周昭辉.靳三针疗法治疗缺血性中风偏瘫的临床研究[D].广州:广州中医药大学,2010.
A16	贾超.靳三针疗法治疗脑梗塞偏瘫的规范化研究[D].广州:广州中医药大学,2009.
A17	韩德雄.靳三针疗法结合康复训练治疗缺血性卒中偏瘫的疗效研究[D].广州:广州中医药大学,2010.
A18	郎建英.靳三针疗法结合康复训练治疗缺血性中风后痉挛性偏瘫的疗效研究[D].广州:广州中医药大学,2011.
A19	卢君艳,屠文展,张丹迎,等.不同穴位针刺结合康复训练对偏瘫患者肌痉挛的影响[J].中国针灸,2010,30(7):542-546.
A20	佟帅,苏李,吕海波,等.关键点针刺法配合康复治疗脑梗死后痉挛期偏瘫疗效观察[J].中国针灸,2013,33(5):399-402.
A21	郭京伟.针刺疗法在脑卒中早期康复中的应用研究[D].北京:北京中医药大学,2003.
A22	杨娟.通督调神针刺法治疗缺血性中风偏瘫的临床研究[D].广州:广州中医药大学,2011.
A23	周春宇,蒲荣,郑文振,等.针刺穴位治疗脑卒中痉挛性偏瘫的效果观察[J].中国现代药物应用,2013,7(14):44-45.
A24	石新燕,李小生.针灸结合康复治疗对脑卒中偏瘫患者治疗效果的研究[J].陕西中医,2013,34(7):877-878.
A25	贾雪梅,周宇超,黄亦璇.针灸治疗卒中后痉挛性瘫痪状态的临床研究[J].临床医学工程,2011,18(5):736-737.
A26	胡非非.针康法结合神经干细胞移植对脑梗死患者运动功能恢复的影响[D].哈尔滨:黑龙江中医药大学,2011.
A27	卢健敏.针刺配合康复训练治疗中风后足下垂的临床观察[D].福州:福建中医学院,2003.
A28	余芳菲,郑侠海,曾科学,等.调任通督针刺法治疗缺血性中风后痉挛性偏瘫32例临床观察[J].云南中医中药杂志,2013,34(7):50-52.
A29	杨丹,姜美玉,杨孝芳,等.针刺跷脉穴配合康复治疗中风后足内翻疗效观察[J].上海针灸杂志,2014,33(4):299-302.
A30	赵力生,王建文,杨江霞.针刺三阳穴结合抗痉挛牵张技术治疗脑卒中偏瘫患者腕关节痉挛40例疗效观察[J].甘肃中医学院学报,2013,30(3):67-69.

续表

文章编号	参考文献
A31	LI H Q,LIU H L,LIU C Z. et al. Effect of "Deqi" during the study of needling "Wang's Jiaji" acupoints treating spasticity after stroke [J]. Evidence-based complementary and Alternative Medicine,2013:1-8.
A32	毕颖,侯群,李丽萍,等.粗针平刺身柱穴配合体针治疗中风后痉挛性瘫痪的临床研究[J].中华中医药杂志,2011,26(6):1443-1445.
A33	毕颖,李丽萍,冯辉,等.粗针治疗卒中偏瘫痉挛状态的临床研究[J].中华中医药学刊,2009,27(10):2167-2169.
A34	韩淑凯.经筋排刺法结合皮肤针对脑卒中后上肢偏瘫患者痉挛状态的影响:多中心随机照研究[J].世界针灸杂志,2015,21(7):13-18.
A35	关莹,张立,邢艳丽,等.针康法对脑卒中后痉挛状态的影响[J].中国康复理论与实践,2011,17(4):325-327.
A36	张志强.针刺夹脊穴治疗卒中后痉挛性瘫痪的临床研究[D].广州:广州中医药大学,2007.
A37	王家颖.恢刺结合康复训练对脑卒中后上肢偏瘫痉挛状态和生活质量影响的临床研究[D].南京:南京中医药大学,2014.
A38	刘俊.电针治疗中风后痉挛状态的临床研究[D].哈尔滨:黑龙江省中医研究院,2008.
A39	赵晓峰,李平."补缓泻急"针刺法治疗中风性肌痉挛疗效观察[J].上海针灸杂志,2005,24(10):13-14.
A40	史文红,李雪萍,王伟,等.康复治疗对脑卒中患者腓肠肌表面肌电信号的影响[J].中国康复,2010,25(2):103-105.
A41	司世雷.平衡针灸法治疗卒中后痉挛性偏瘫60例临床观察[J].中医临床研究,2014,6(10):37-38,41.
A42	张红岩,李佩芳.通督调神针刺法治疗缺血性脑卒中后痉挛性瘫痪的临床观察[J].四川中医,2012,30(9):123-125.
A43	杜琳,刘娜,廖贺,等.温通阴跷法治疗中风足内翻疗效观察[J].中华中医药杂志,2014,29(4):1189-1191.
A44	刘婧,鲍春龄,张桂波,等.阴阳调衡透刺法对中风后痉挛瘫患者行走功能重建的影响[J].上海针灸杂志,2014,33(1):7(10).
A45	武平,梁繁荣,杨玲,等.针刺对脑卒中后偏瘫肢体痉挛患者神经功能缺损的影响[J].针灸临床杂志,2009,25(6):8-10.
A46	徐亚莉,金建军.针刺疗法对偏瘫上肢肌痉挛正中神经f波波幅及疗效的影响[J].中国自然医学杂志,2010,12(1):44-46.

续表

文章编号	参考文献
A47	蔡华安,廖若夷,张雅珍,等.神经发育促进技术合针刺治疗脑卒中痉挛期30例[J].湖南中医杂志,2011,27(4):65-66.
A48	陈健安,余康潮,钟正,等.针刺董氏奇穴和康复训练对脑卒中后上肢痉挛性偏瘫患者的效果[J].中国康复理论与实践,2015,21(3):330-333.
A49	武平,梁繁荣,胡卡明,等.针刺复合易化技术治疗脑卒中后偏瘫肢体痉挛的临床研究——附:160例病例报告[J].成都中医药大学学报,2009,32(1):11-13.
A50	曹秦宁,乔鸿飞.针刺拮抗肌联合康复治疗对急性脑卒中偏瘫痉挛状态的影响[J].医学美学美容:中旬刊,2012,33(11):1530-1532.
A51	冉小青,吴松,叶丹屏,等.针刺结合康复训练对中风痉挛性偏瘫患者肢体功能及下肢血流的影响[J].湖北中医杂志,2013,35(10):20-21.
A52	武平,梁繁荣,李瑛,等.针刺配合康复训练治疗脑卒中后偏瘫肢体痉挛的疗效评价研究[J].世界针灸杂志·英文版,2010,20(2):1-7.
A53	张瑛,陈万票,王晨瑶,等.针灸解痉调气法结合康复治疗脑卒中痉挛期患者临床评价[J].浙江中西医结合杂志,2014,24(4):290-292.
A54	朱冬梅.针康法治疗急性脑梗死运动功能障碍的临床观察[D].哈尔滨:黑龙江中医药大学,2003.
A55	罗清平.针刺结合现代康复治疗中风后痉挛性瘫的临床观察[D].长沙:湖南中医学院,2007.
A56	金成旭.针刺结合康复治疗中风偏瘫上肢痉挛状态的临床研究[D].哈尔滨:黑龙江省中医研究院,2010.
A57	武娜.腹针结合康复训练治疗缺血性中风偏瘫痉挛状态的疗效研究[D].太原:山西中医学院,2014.
A58	张自茂.针刺治疗脑卒中后上肢痉挛的临床疗效研究[D].广州:广州医学院,2006.
A59	肖清宁.25例针刺配合康复训练治疗脑卒中后上肢痉挛效果评价[J].亚太传统医药,2011,7(8):62-63.
A60	张为民,郑鹏.拮抗肌侧取穴针刺结合现代康复训练疗法治疗中风后痉挛[J].世界中西医结合杂志,2011,6(4):291-293,301.
A61	胡东霞,彭慧.康复训练结合头针对脑梗死后肢体痉挛患者肌张力及神经功能的影响[J].实用临床医学(江西),2013,14(7):25-26,29.
A62	塔长峰,吴定奇,马腾飞.祛瘀生新针法配合康复训练治疗高血压基底节区脑出血术后痉挛性瘫痪的临床观察[J].湖南中医药大学学报,2011,31(6):54-55.

续表

文章编号	参考文献
A63	何正超,陈冬,王明伟,等.头针结合 Bobath 治疗脑卒中后痉挛的疗效分析[J].老年医学与保健,2009,15(3):184-185.
A64	郭严.头针结合康复训练治疗中风痉挛性瘫痪 55 例[J].河南中医,2015,(2):278-280.
A65	夏毅.头针结合康复训练治疗中风痉挛性瘫痪的疗效观察[J].光明中医,2011,26(8):1640-1641.
A66	何小花,张丽君,李惠淑,等.头针配合抗痉挛手法治疗脑卒中后偏瘫痉挛状态的疗效分析[J].中国伤残医学,2011,16(9):55-57.
A67	王魁,刘经星,杨翊,等.透刺配合康复训练对脑卒中后患侧下肢功能的影响[J].上海针灸杂志,2013,32(7):539-541.
A68	尹正录,孟兆祥,薛永骥,等.针刺对脑卒中偏瘫患者踝内翻的疗效观察[J].中国康复理论与实践,2013,19(12):1163-1166.
A69	李红星,罗利敏,刘东坡,等.针刺拮抗肌侧腧穴治疗中风后肢体痉挛临床观察[J].上海针灸杂志,2011,30(4):252-253.
A70	钟素华,韦继流,陆丽梅.针刺拮抗肌相应穴位结合 Bobath 疗法治疗偏瘫痉挛状态 120 例临床观察[J].中国卫生产业,2014,11(4):180-181.
A71	蒋鹏,郑祖艳.针刺拮抗肌相应穴位结合 Bobath 疗法治疗偏瘫痉挛状态的临床观察[J].针灸临床杂志,2013,29(1):18-20.
A72	哈静,冶尕西,贾红云,等.针刺拮抗肌组腧穴治疗脑卒中后偏瘫肢体痉挛的临床研究[J].时珍国医国药,2013,24(2):416-418.
A73	任亚锋.针刺结合康复疗法治疗卒中后痉挛的临床研究[J].光明中医,2008,6(23):426-428.
A74	曾海辉,伍少玲,黄利荣,等.针刺结合康复训练改善脑卒中后肌肉痉挛的临床研究[J].中国康复医学杂志,2005,20(11):846-847.
A75	倪欢欢,胡永善,崔晓,等.针刺结合康复训练治疗脑卒中后上肢痉挛 20 例临床观察[J].新中医,2011,43(1):99-101.
A76	杨晓莲,朱振莉,孟庆丽,等.针刺结合康复训练治疗脑卒中后肢体痉挛的临床观察[J].中华物理医学与康复杂志,2008,30(7):441-442.
A77	张宁.针刺结合强迫疗法治疗脑卒中后上肢运动功能障碍的临床研究[J].针灸临床杂志,2013,29(12):12-14.
A78	张宝霞,张金生,马松鹤.针刺结合神经干阻滞治疗中风痉挛性偏瘫的临床观察[J].新中医,2011,(3):97-99.

续表

文章编号	参考文献
A79	陈新,陈越峰,茅敏,等.针刺结合现代康复技术治疗中风偏瘫痉挛状态的临床研究[J].成都中医药大学学报,2010,4(15):27-29.
A80	王正田.针刺结合现代康复疗法对卒中后上肢痉挛状态的疗效观察[J].湖南中医药大学学报,2013,33(4):94-95.
A81	王常鸿.针刺结合穴位按摩治疗中风后手指屈曲拘挛的临床价值对照研究[J].中国民康医学,2013,25(4):55-56.
A82	王英.针刺结合运动疗法治疗卒中后足内翻60例疗效观察[J].河北中医,2012,34(3):412-413.
A83	徐飞,谢昕,汪敏娜,等.针刺联合康复训练治疗脑梗死后肢体痉挛的疗效观察[J].中国实用医药,2015,10(9):284-285.
A84	张瑛,朱晨曦,谢腾,等.针刺解痉调气法治疗脑卒中痉挛期患者疗效观察[J].中华全科医学,2010,8(9):1155-1156.
A85	金曦.针刺联合现代康复训练对中风后肢体痉挛疗效观察[J].中国医药指南,2012,10(10):263-264.
A86	王利春,刘海燕,王庆海.针刺内关联合Bobath康复训练治疗脑卒中后全手肌痉挛对照研究[J].中国中医药信息杂志,2011,18(6):82-83.
A87	李怡,李雨峰,潘福琼,等.针刺配合Bobath疗法改善脑卒中后肢体痉挛状态的临床研究[J].中国康复理论与实践,2008,14(11):1063-1064.
A88	严伟,霍文璟,殷建权.针刺配合康复训练缓解中风偏瘫痉挛[J].心血管康复医学杂志,2003,12(4):370-371.
A89	倪欢欢,崔晓,胡永善,等.针刺配合康复训练治疗脑卒中后上肢痉挛疗效观察[J].上海针灸杂志,2012,31(11):789-791.
A90	邱林,刘艳春.针刺配合康复训练治疗中风后痉挛性偏瘫疗效观察[J].上海针灸杂志,2014,51(7):1827-1828.
A91	吴威.针刺配合康复训练治疗中风偏瘫侧足内翻疗效观察[J].上海针灸杂志,2011,30(5):321-323.
A92	郭晋斌,杨路庭,路怀忠.针刺为主治疗脑梗死后上肢功能障碍临床观察[J].光明中医,2015,30(1):90-91.
A93	钟长明,林洪茂,刘庆芳,等.针刺与肌张力平衡促通法对中风偏瘫患者早期康复的作用[J].中国康复医学杂志,2001,(3):52-54.
A94	李志钢,闫琪,宋兆炎.针刺治疗脑卒中致痉挛疗效观察[J].按摩与康复医学,2014,5(5):65-66.

续表

文章编号	参考文献
A95	屈春艳.针刺治疗在中风痉挛性偏瘫中的疗效观察［J］.中医临床研究，2014,6(17):18-19.
A96	邢雪梅，杨波，李方，等.针灸联合康复训练治疗缺血性中风后痉挛性偏瘫30例［J］.辽宁中医杂志，2015,42(3):595-597.
A97	薛青理.针灸联合西药治疗中风恢复期随机平行对照研究［J］.实用中医内科杂志，2014,27(9):125-126.
A98	冯绪刚，赵思宇，于璐.针灸配合康复训练治疗脑卒中痉挛瘫痪的临床观察［J］.当代医学，2012,18(27):83-84.
A99	吴红新.针灸治疗脑卒中后痉挛性偏瘫临床研究［J］.中医学报，2013,28(11):1761-1762.
A100	王桂华，关莹，马晓东.针药结合治疗脑卒中后肌张力增高的临床观察［J］.中医药学报，2007,35(4):41-42.
A101	张治方.中医康复与现代康复技术共同治疗卒中后痉挛性偏瘫的研究［J］.社区中医药，2011,13(33):142-143.
A102	宋俊杰.中风后肢体痉挛诊疗技术的研究［D］.长春：长春中医药大学，2012.
A103	陈艳琴.针灸配合康复治疗对中风偏瘫后足下垂疗效的表面肌电研究［D］.南京：南京中医药大学，2009.
A104	KAZEMI A H.针刺治疗中风后下肢痉挛状态的临床观察［D］.北京：北京中医药大学，2010.
A105	陈演仪.针刺配合康复疗法对中风病肢体痉挛患者的临床观察［D］.广州：广州中医药大学，2010.
A106	席朝垒.针刺膀胱经穴位对中风偏瘫患者踝背屈功能的影响［D］.福州：福建中医药大学，2012.
A107	卢凤娟.针刺经筋结点结合Bobath疗法治疗中风后痉挛性瘫痪的临床疗效观察［D］.哈尔滨：黑龙江中医药大学，2011.
A108	徐海艳.针刺结合康复训练治疗中风恢复期足下垂的疗效观察［D］.哈尔滨：黑龙江中医药大学，2014.
A109	张雪艳.针刺拮抗肌、艾灸痉挛肌配合康复训练治疗中风后肢体痉挛临床观察［D］.福州：福建中医药大学，2002.
A110	周穗萍.穴位透刺结合康复疗法治疗脑卒中后足内翻患者的临床疗效［D］.广州：广州中医药大学，2013.

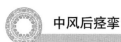
续表

文章编号	参考文献
A111	陈弘严.全经针刺法结合康复训练治疗恢复期中风偏瘫痉挛状态的临床观察[D].长沙:湖南中医药大学,2012.
A112	孙海燕.梅花针治疗中风偏瘫痉挛状态的研究[D].北京:北京中医药大学,2003.
A113	张文立,封丽华,贾小红,等.透穴针刺治疗卒中后偏瘫痉挛状态的临床观察[J].中国全科医学,2007,(12):1031-1032.
A114	张旭,李奇辉,李营营,等.针刺结合运动再学习早期干预对脑梗死患者肌张力及其运动功能的影响[J].中华物理医学与康复杂志,2012,34(4):279-282.
A115	卢君艳.对应与中轴针刺对偏瘫患者肌痉挛、运动功能及ADL的影响[D].温州:温州医学院,2009.
A116	赵鑫.头穴丛刺结合主被动智能运动训练器对脑梗死患者下肢功能的影响[D].哈尔滨:黑龙江中医药大学,2009.
A117	周海云,姬卫东,王遂山,等.电针对脑卒中患者软瘫肢体肌张力及运动功能的影响[J].中华物理医学与康复杂志,2009,31(6):400-403.
A118	金荣疆,朱天民,王倩.电针拮抗肌腧穴复合易化技术对脑梗塞后偏瘫患者运动功能及日常生活能力的影响[J].成都中医药大学学报,2010,33(3):9-12.
A119	王英姿,何丽君,王纯强.电针拮抗肌穴位结合运动疗法治疗脑卒中后肌痉挛[J].中外医疗,2008,27(23):17-18.
A120	姚国新,曾科学,周飞雄.电针拮抗肌穴位结合运动疗法治疗脑卒中后肌痉挛[J].按摩与康复医学,2012,3(9):19.
A121	褚瑰翔,易小琴.电针结合康复疗法治疗中风痉挛性瘫痪的临床观察[J].湖北中医杂志,2009,31(8):13-14.
A122	于敏,张辉.电针结合康复训练改善偏瘫患者痉挛的疗效观察[J].中国全科医学,2007,10(21):1803-1804.
A123	李红星,岳国荣,刘东坡,等.电针结合康复训练治疗脑卒中后足下垂30例[J].云南中医中药杂志,2011,32(6):70-71.
A124	于晋云,郭兴富.电针结合康复训练治疗脑卒中痉挛状态的疗效观察[J].中医外治杂志,2009,18(4):42-43.
A125	吴北峰,高维滨,杨绿艳,等.电针结合康复治疗脑卒中偏瘫肢体痉挛30例[J].针灸临床杂志,2008,24(5):24-25.

续表

文章编号	参考文献
A126	樊留博,马利中.电针联合肌电生物反馈疗法对痉挛性偏瘫患者 h 波及 m 波的影响[J].中华中医药杂志,2011,26(7):1624-1626.
A127	严伟,霍文璟,姚波,等.电针联合运动疗法治疗脑梗死后肌痉挛的疗效观察[J].中华物理医学与康复杂志,2010,32(2):139-141.
A128	公维军,张通,崔利华,等.电针足三里改善脑卒中偏瘫痉挛期患者下肢运动功能的临床研究[J].中国康复理论与实践,2008,14(11):1057-1058.
A129	王仲明,姚莹莹.浮针缪刺法结合康复治疗中风后肢体痉挛疗效观察[J].浙江中西医结合杂志,2014,24(10):888-890.
A130	王家颖,欧阳八四.恢刺结合康复训练对脑卒中后上肢偏瘫痉挛患者生活质量的影响[J].成都中医药大学学报,2014,37(1):68-70.
A131	王家颖,欧阳八四.恢刺结合康复训练改善脑卒中后上肢偏瘫痉挛状态疗效观察[J].山西中医,2013,29(11):37-38.
A132	冯晓东.灸针并重治疗脑卒中后痉挛状态的疗效分析[J].中医研究,2007,20(12):52-54.
A133	薛茜,李淑萍,霍国敏.平衡肌张力针法对硬瘫期偏瘫患者运动功能康复的影响[J].江苏中医药,2008,40(2):55-56.
A134	周璐,谢辉,陈锐,等.牵张训练配合"平衡阴阳"电针法治疗脑卒中痉挛期足内翻的临床观察[J].湖南中医药大学学报,2013,33(11):90-92.
A135	陈勤,陈晓军,陈利芳,等.调和阴阳针法治疗中风后痉挛性瘫痪 30 例疗效观察[J].浙江中医杂志,2013,48(9):672-673.
A136	张慧敏,唐强.针刺加康复防治脑卒中异常运动模式的康复学评定[J].中国针灸,2011,31(6):487-492.
A137	谷巍,李翠艳,金晓仙,等.针刺治疗脑卒中后痉挛性偏瘫临床观察[J].四川中医,2013,31(5):132-133.
A138	杨德福,林兴栋,于征淼,等.组合针刺结合 Bobath 疗法对脑卒中偏瘫痉挛状态及运动功能的影响[J].辽宁中医杂志,2007,34(2):215-216.
A139	杨珩.电针配合康复训练治疗脑梗死偏瘫肢体痉挛状态的临床观察[D].哈尔滨:黑龙江中医药大学,2007.
A140	何坚.不同频率电针治疗脑卒中下肢痉挛的表面肌电研究[D].广州:广州中医药大学,2008.
A141	李琳,柳涛.手指点穴对脑卒中偏瘫患者痉挛的早期干预[J].吉林医学,2010,31(10):1400-1401.

续表

文章编号	参考文献
A142	马玉强,李斌,徐士军,等.运动疗法联用按压穴位对脑卒中上肢痉挛状态临床观察[J].中国医刊,2013,48(9):89-90.
A143	潘智美,谭凯文,李洪波,等.自拟药棒循经推按法治疗中风后瘫肢痉挛的疗效观察[J].广西中医药,2009,32(4):11-12.
A144	霍新慧,赵百孝,周钰,等.艾灸结合康复治疗对中风后痉挛性偏瘫患者生存质量的影响[J].辽宁中医杂志,2013,40(12):2566-2567.
A145	徐玉梅,刘燕平,彭思萍,等.艾灸治疗中风后痉挛性偏瘫的疗效观察与护理[J].中国实用医药,2013,8(14):195-196.
A146	李志燕,易琼,潘军,等.大灸治疗中风后肢体痉挛状态的临床研究[J].中医药导报,2013,19(6):55-57.
A147	冯晓东,刘飞来,郭青川,等.益阳灸结合康复训练对脑卒中后肢体痉挛患者的疗效观察[J].中国康复医学杂志,2014,29(11):1063-1065.
A148	霍新慧.艾灸结合康复训练对脑卒中偏瘫痉挛状态的临床研究[D].北京:北京中医药大学,2014.
A149	迟振海,熊俊,陈日新,等.循经往返灸加反射抑制模式治疗脑卒中后痉挛性偏瘫患者30例临床研究[J].中医杂志,2013,54(7):580-583.
A150	周莉,施伟.运动灸配合反射抑制模式治疗脑卒中后痉挛性瘫痪疗效评价[J].上海针灸杂志,2014,33(6):533-535.
A151	姜京明,岳增辉,叶禹,等.针刺缓解中风痉挛性瘫痪诊疗方案的临床研究[J].中国中医药信息杂志,2010,17(10):14-16.
A152	薛茜,熊国星,霍国敏,等.电针阳明经穴位对偏瘫患者运动功能康复的影响[J].中国康复理论与实践,2007,13(11):1056-1057.
A153	马云枝,王维杰,杨靖.体针结合运动疗法治疗脑卒中后痉挛性瘫痪36例[J].中医杂志,2010,51(12):1104-1105.
A154	程红亮,李飞,胡培佳,等.通督调神针法治疗脑卒中后痉挛瘫期的临床研究[J].中医药临床杂志,2012,24(6):499-501.
A155	唐强,朱冬梅,刘景隆,等.头穴丛刺结合康复治疗急性脑梗死患者运动功能障碍的临床观察[J].中国康复理论与实践,2004,10(11):697-698.
A156	赵然,张勇,崔伟,等.盐酸乙哌立松联合去瘀生新针法治疗老年脑出血患者术后痉挛性瘫痪42例[J].中国药业,2014,23(22):102-103.
A157	孙凡,徐守宇,解光尧,等.针刺夹脊穴结合康复训练对脑卒中患者下肢H反射的影响[J].浙江中医杂志,2014,49(4):280-281.

续表

文章编号	参考文献
A158	毛华,金保山,黄元奎,等.针刺拮抗肌疗法与 Bobath 技术治疗脑出血后偏瘫痉挛状态 32 例临床观察[J].中医药导报,2014,20(4):95-96.
A159	和婧伟.针刺结合运动疗法治疗脑卒中致痉挛临床研究[J].实用中医药杂志,2013,29(12):1040-1041.
A160	李东霞,胡培佳,程红亮,等.针刺井穴治疗脑梗死后肢体痉挛临床研究[J].中医药临床杂志,2013,25(11):999-1000.
A161	王正田.针刺治疗脑卒中后上肢痉挛的疗效观察[J].针灸临床杂志,2007,23(7):16-17.
A162	勾丽洁,许士奇.针灸辅助治疗脑卒中后肢体痉挛的疗效观察[J].承德医学院学报,2007,24(2):156-157.
A163	郭文海,王艳,白震民.针灸早期介入对脑梗塞后痉挛的影响[J].中国伤残医学,2006,14(4):37.
A164	李勇,吴思平."甲角"穴治疗中风偏瘫上肢手指拘挛的疗效观察[J].中国针灸,2001,21(4):211-212.
A165	蒋花,王顺,侯权峰.苍龟探穴法针刺治疗中风后腕关节痉挛 1 例[J].上海针灸杂志,2008,27(7):19.
A166	胡智慧,顾晓园.电针缓解中风偏瘫痉挛的疗效观察[J].中国针灸,1999(4):205-206.
A167	魏冰,李岩.电针治疗脑卒中后上肢痉挛性瘫痪 32 例[J].针灸临床杂志,2010,26(6):40-41.
A168	郭泽新,汪润生,陈向华,等.分部针刺治疗中风偏瘫痉挛 68 例临床观察[J].中国针灸,1995(5):7-8.
A169	何晓华.恢刺和关刺法治疗中风后上肢痉挛性瘫痪临床观察[J].上海中医药杂志,2008,42(12):45-46.
A170	高洁,欧阳八四.恢刺加电针对中风患者痉挛状态缓解的临床观察[J].湖南中医杂志,2007,23(6):3-4.
A171	黄靖宇,万娇,钱俊辉,等.巨刺法治疗中风后上肢痉挛性瘫痪 45 例[J].河南中医,2009,29(8):806-807.
A172	黄靖宇,万娇,钱俊辉,等.巨刺法治疗中风后上肢痉挛性瘫痪 45 例疗效观察[J].亚太传统医药,2009,5(1):74-75.
A173	王国书,俞昌德.颅体针结合治疗中风后痉挛瘫痪 35 例[J].针灸临床杂志,2006,22(8):12-13.

续表

文章编号	参考文献
A174	李政,刘恩远.平衡阴阳刺法治疗中风后上肢痉挛性瘫痪50例临床观察[J].新疆中医药,2011,29(4):46-48.
A175	刘恩远,马蕾,李政.平衡阴阳刺法治疗中风后上肢痉挛性瘫痪临床研究[J].甘肃科技,2014,30(4):112-113,71.
A176	金远林,王海燕,周启棣,等.祛瘀生新针法治疗中风后肢体痉挛52例临床观察[J].光明中医,2006,21(3):40-41.
A177	柏玲,范丽,郑闵琴,等.三间透后溪治疗中风后遗症手指痉挛[J].中国针灸,2008(S1):103.
A178	吴常征,丁一,焦杨.头皮针加体针透刺治疗中风后痉挛性瘫痪42例[J].光明中医,2013,28(11):2269,2276.
A179	杨翙,周光涛,刘经星,等.头针配合电针治疗脑卒中痉挛性偏瘫124例[J].上海针灸杂志,2012,31(3):171-172.
A180	吴芬芬,武连仲,孟智宏.武连仲教授妙用"下极泉"治疗上肢痉挛性瘫痪[J].针灸临床杂志,2012,28(11):63-65.
A181	冯春燕,张春红,武连仲.武连仲教授运用极泉穴治疗上肢挛萎经验介绍[J].新中医,2009,41(12):10.
A182	郭晓艳.醒脑开窍法治疗中风后手挛萎32例疗效观察[J].四川中医,2013,31(11):126-127.
A183	王明月.醒脑开窍针刺法配合合谷穴透刺治疗脑卒中后手指痉挛[J].长春中医药大学学报,2011,27(3):440-441.
A184	舒丽华,蔡伟.阳陵泉透刺阴陵泉治疗脑卒中后下肢痉挛状态的临床观察[J].中医临床研究,2012,4(2):54-55.
A185	赵丹丹.阴阳经合刺治疗中风后痉挛性偏瘫浅识[J].实用中医内科杂志,2010,24(11):48-49.
A186	时国臣,郑晓旭,宋楠楠.运动针刺经筋结点治疗中风后下肢痉挛性瘫30例[J].中国针灸,2015,35(3):212.
A187	茅敏,牟欣,陈新.针刺后溪穴治疗中风偏瘫上肢手指拘挛40例[J].实用中医药杂志,2007,23(5):313.
A188	龙佳佳,庄小强,言丽燕.针刺肌筋膜触发点治疗中风后痉挛50例[J].广西中医药大学学报,2012,15(4):38-39.
A189	陈敬君.针刺手三阴经穴治疗脑卒中后偏瘫上肢拘挛的疗效观察[J].中国临床康复,2002,6(1):118.

续表

文章编号	参考文献
A190	王文礼,张伟,邹俊杰.针刺腕骨穴对脑卒中后手指拘挛的影响[J].中医外治杂志,2014,23(4):30-31.
A191	马臣,崔旻,李岚,等.针刺治疗手指痉挛60例[J].中国针灸,2008,28(11):804.
A192	姜诗谦,王鹏.针刺治疗中风后关节痉挛60例[J].中华当代医学2005,3(3):94-95.
A193	张艳.针刺治疗中风后下肢痉挛状态临床观察[J].针灸临床杂志,2005,21(5):9-10.
A194	陈华,张昭,闫晓瑞,等.针刺治疗中风肢体痉挛症的临床观察[J].辽宁中医杂志,2008,35(2):277-278.
A195	廖杏球.针灸治疗脑卒中痉挛性偏瘫临床效果观察[J].中外医疗,2012,31(11):141.
A196	杜琳,张章,韩义皇,等.足印分析法评价针灸治疗中风痉挛步态疗效[J].中国中医药信息杂志,2013,20(2):74-75.
A197	何晓华.透刺法治疗中风后上肢痉挛状态的临床观察与机理探讨[D].天津:天津中医学院,2005.
A198	赵晓峰."补缓泻急"针刺法治疗中风后肢体肌痉挛的临床研究[D].天津:天津中医学院,2002.
A199	王森,刘洁,罗海鸥,等.灯盏花穴位注射治疗脑卒中偏瘫后上肢痉挛30例临床研究[J].安徽中医临床杂志,2003,15(5):393-394.
A200	白海涛,李剑.散阴舒筋膏治疗脑中风后偏瘫肢体痉挛的临床观察[J].中国现代药物应用,2009,3(15):161.
A201	李响.香丹穴位注射治疗脑卒中偏瘫后上肢痉挛的临床研究[J].中国康复理论与实践,2002,8(9):525,529.
A202	冯晓东,李瑞青,任彬彬,等.穴位埋线对脑卒中后上肢痉挛患者的疗效观察[J].中国康复医学杂志,2013,28(9):843-845.
A203	宋晓蕾,冯晓东,苟成刚,等.穴位埋线调控中风后痉挛状态27例[J].河南中医,2011,31(12):1422-1423.
A204	蒋再轶,韩国栋,冯建宏.血塞通注射液痉挛点注射治疗脑卒中后肢体痉挛22例临床观察[J].中医药导报,2011,17(11):16-18.
A205	林世坚.火针治疗缺血性脑卒中后肢体痉挛的临床观察及实验研究[D].广州:广州中医药大学,2013.

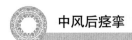

文章编号	参考文献
A206	赵娜娜.火针配合康复训练对脑卒中后痉挛性偏瘫的临床观察［D］.广州:广州中医药大学,2011.
A207	廖晓东.火针点刺结合Bobath疗法治疗中风痉挛性偏瘫临床疗效观察［D］.广州:广州中医药大学,2013.
A208	赖耀铭,曾红文,刘婉玲.火针点刺结合Bobath疗法治疗中风痉挛性偏瘫的临床研究［J］.广西中医药,2014,37(6):15-17.
A209	冶尕西,马静.回医烙灸结合康复治疗脑卒中后肢体痉挛性瘫痪疗效观察［J］.宁夏医科大学学报,2013,35(3):233-235.

第八章 其他中医疗法治疗中风后痉挛的临床研究证据

导语:除了中草药及针灸疗法,其他中医疗法,如传统中医推拿也用于中风后痉挛的临床治疗。本章汇总了相关的临床试验文献,并对这些证据进行了评价。我们共检索了9个中英文数据库,依据纳入标准筛选文献。最终纳入了18项随机对照试验、2项非随机对照试验,以及3项无对照临床研究。所有研究都是关于中医推拿疗法,我们基于随机对照试验和非随机对照试验的数据对其疗效和安全性进行评价,同时也对无对照临床研究中治疗相关的信息进行了总结。其他中医疗法治疗中风后痉挛的研究中均未提及中医证型的信息,目前证据提示,推拿疗法可改善患者上下肢的痉挛状态、FMA上肢及总体运动功能、日常生活活动能力,平均疗程38天,平均每次治疗时长30分钟,推拿主要用于受累肌肉及相应的经络穴位。

一、现有系统评价证据

我们检索发现3篇发表的其他中医疗法的 Meta 分析文献,均评价了中医推拿疗法的疗效。但事实上,其中2篇文章是来自相同的一个 Meta 分析研究。

严连凤等系统回顾了在 2014 年 4 月以前发表的传统中医推拿疗法治疗中风后痉挛的随机对照试验。共有 20 个随机对照试验,1 720 位受试者纳入。所有这些试验都在中国进行,其结果均用中文发表。该系统评价用偏倚风险评估工具对纳入试验的方法学质量进行评价。其所有纳入的随机对照试验的质量被评为低至中等。评价疗效的结局指标包括 MAS 评分、FMA 评分和 MBI 评分。其 Meta 分析的结果发现,对比常规治疗,推拿在改善以下 3 个结局指标上疗效更佳:MAS 评分(9 项研究,*SMD*:-1.37 [-1.46,-1.28]); FMA 评分(10 项研究,*MD*:4.51 [2.74,6.28])和 MBI(7 项研究,*MD*:10.08 [8.13,12.04])。但是,该 Meta 分析并未用亚组分析区分单纯推拿或联合常规治疗与常规治疗效果的不同。

范江华等评估了 16 项在 2014 年 7 月前发表的随机对照试验。所有研究都在中国进行,其结果均用中文发表。共纳入 1 098 名受试者,偏倚风险评估工具及 Jadad 量表被用于评估纳入研究的方法学质量。除了 3 项研究,其他研究均被评为低质量。在疗效评估上,这些研究使用了 MAS、FMA、BI、神经缺损评分(NDS)以及综合痉挛指数(CSI)。亚组 Meta 分析的结果提示,与对照组相比,推拿疗法能改善以下指标:FMA、MAS、NDS、BI 以及 CSI 评分。作者指出,尽管现有证据提示推拿治疗可能对中风后痉挛有效,但是,由于纳入研究质量低,它们的结论尚不可靠。

二、临床研究文献筛选

依据纳入标准,我们共纳入了 23 项研究(O1~O23),其中 3 项研究(O21~O23),包括 2 项随机对照试验[刮痧联合穴位按摩(O21)、放血联合康复(O22)]和 1 项非随机对照试验[刺络放血联合常规治疗(O23)],其应用的疗法因文化法规等原因在国外应用受到一定限制,故分开阐述。

16 项随机对照试验(O1~O16)、1 项非随机对照试验(O17)以及 3 项无对照临床研究(O18~O20)评价了推拿治疗的效果。其中,4 项研究比较了推拿疗法与常规治疗的疗效;11 项研究比较了推拿联合常规康复治疗与单纯常规康复治疗的效果;另有 1 项三臂研究比较了推拿联合常规康复治疗、单纯推拿疗法与单纯常规康复治疗的疗效。1 项非随机对照试验研究了联合推拿疗法、肉毒素注射,以及康复治疗的疗效。3 项无对照临床研究也是关于推拿疗法的研究(图 8-1)。

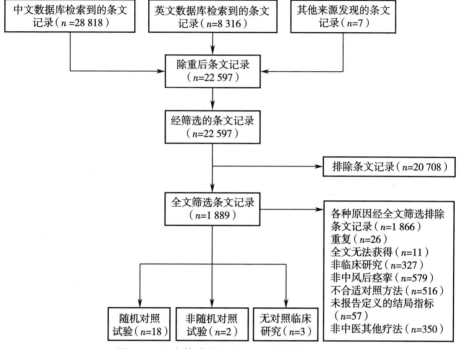

图 8-1 研究筛选过程流程图：其他中医疗法

三、推拿疗法的临床研究证据

（一）推拿疗法的随机对照试验

我们通过 16 项相关随机对照试验对推拿的疗效和安全性进行评价。由于 1 项研究（O1）是包括 2 组对照的 3 臂研究，因此，共有 4 项随机对照试验（O1~O4）比较了推拿与常规康复治疗的疗效，13 项研究（O1，O5~O16）比较了推拿联合常规康复治疗与单纯康复治疗的疗效。

所有纳入的随机对照试验都在中国进行，共纳入 1 139 名受试者，在有报告年龄信息的研究中，受试者的平均年龄是 58.4 岁，中风后病程从 5 天（O1）至 8 个月（O6）不等。没有研究报告在诊断和治疗中使用中医辨证。推拿的具体治疗方法在其关注的肌肉和穴位方面有所差别。常见的治疗推拿治疗频率为每天 1 次。纳入研究的总疗程最长为 3 个月（O8）。

1. 偏倚风险评估

所有纳入研究都被描述为"随机对照试验",其中4项研究说明了合理的随机序列产生方法而被评为低偏倚风险,1项研究因使用了不正确的方法而被评为高风险,其余研究则因为缺乏足够信息而被评为未知风险。在分配隐藏方面,1项随机对照试验因使用了正确的方法而被评为低风险,1项研究因使用了错误的方法而被评为高风险,其余研究则因为缺乏足够信息而被评为未知风险。由于所有纳入的研究对比的是不同的治疗方法且无设盲,故在受试者和研究者盲法方面均被评为高偏倚风险。由于相关信息不全,所有研究在结局评价者盲法方面均被评为未知偏倚风险。所有研究在选择性报告方面因无法找到公开的研究计划书而被评为未知偏倚风险。综上,纳入研究的整体方法学质量低,在对其结果进行解释时需要谨慎(表8-1)。

表 8-1　其他中医疗法随机对照试验的偏倚风险评估

偏倚风险评估领域	低风险 研究数目 /n(%)	未知风险 研究数目 /n(%)	高风险 研究数目 /n(%)
随机序列产生	4(25)	11(68.8)	1(6.3)
分配隐藏	1(6.3)	14(87.5)	1(6.3)
受试者盲法	0(0)	0(0)	16(100)
研究者盲法	0(0)	0(0)	16(100)
结局评价者盲法	0(0)	16(100)	0(0)
不完整结局数据	16(100)	0(0)	0(0)
选择性结局报告	0(0)	16(100)	0(0)

2. 结局指标

依据预先拟定的结局指标,我们对推拿的疗效进行评价。

(1)改良 Ashworth 量表(MAS)

纳入的研究报告了 MAS(上肢)、MAS(下肢)或 MAS(非特定部位)评分。依据不同的对照,我们对不同结局指标的结果进行分析。

MAS(上肢)

2个对比推拿疗法和常规康复治疗的随机对照试验(O2,O3)报告了 MAS(上肢)评分。Meta 分析结果显示,推拿疗法优于常规康复治疗

(SMD：-0.56［-0.84，-0.28］，$I^2=0$）。

3项研究（O5，O6，O12）比较了推拿联合常规康复疗法与单纯康复疗法的效果，Meta分析结果显示，推拿联合常规康复治疗在改善MAS（上肢）评分方面优于单纯常规康复治疗（SMD：-0.82［-1.18，-0.46］，$I^2=0$）。

MAS（下肢）

1项比较了推拿疗法与常规康复治疗的研究（O2）报告了MAS（下肢）评分。其结果显示，推拿疗法效果较好（MD：-0.41［-0.73，-0.09］）。

3项比较了推拿联合常规疗法与单纯康复治疗的研究（O5，O14，O15）报告了MAS（下肢）评分。这3项研究的Meta分析结果显示，联合疗法较单纯康复治疗更为有效（SMD：-0.86［-1.23，-0.50］，$I^2=0$）。

MAS（非特定部位）

1项研究（O9）报告了MAS（非特定部位）评分。其结果显示，对比单纯常规康复治疗，推拿联合常规康复治疗效果较好（MD：-0.53［-0.70，-0.36］）。

（2）Fugl-Meyer运动功能评估量表（FMA）

纳入研究报告了FMA（运动总分）、FMA（上肢）或FMA（下肢）评分。依据不同的对照，我们对不同结局指标的结果进行分析。

FMA（运动总分）

1项比较了推拿疗法与常规康复治疗的疗效的研究（O1）报告了FMA（运动总分）评分。其结果显示，推拿的疗效不如常规康复治疗（MD：-6.07［-6.76，-5.38］）。另外，3项研究（O1，O11，O15）比较了推拿联合常规康复治疗与单纯常规康复治疗的疗效，并报告了上述结局指标。结果发现，联合治疗较单纯常规康复治疗更为有效（MD：4.57［3.05，6.09］，$I^2=14\%$）。

FMA（上肢）

7项研究（O7，O8，O10，O12~O15）比较了推拿联合常规康复治疗与单纯常规康复治疗的疗效。Meta分析显示，联合疗法优于单纯常规康复治疗（MD：4.85［1.32，8.38］，$I^2=83\%$）。

我们针对研究间疗程的不同进行了亚组分析。其中，小于12周疗程的结果为（MD：4.54［0.83，8.25］，$I^2=0$）（O7，O14，O15），大于12周疗程的结果为（MD：5.39［0.58，10.20］，$I^2=91\%$）（O8，O10，O12，O13）。亚组分析提示，疗

程无论小于 12 周或更长周期,联合疗法疗效均优于单纯的康复治疗。

FMA(下肢)

2 项比较了推拿联合常规康复治疗与单纯常规康复治疗疗效的研究(O14,O15)报告了 FMA(下肢)评分。其 Meta 分析的结果显示,干预组及对照组之间疗效差异无统计学意义(MD:1.32 [−0.62,3.25], I^2=0)。

(3)改良 Barthel 指数(MBI)

2 项比较了推拿与常规康复治疗疗效的研究(O1,O4)报告了 MBI 评分。其 Meta 分析结果显示,两种疗法疗效差异无统计学意义(MD:0.20 [−16.21,16.60], I^2=97%)。研究间的异质性较高,针对疗程进行分析,我们发现在较长疗程(4 周)的研究(O4)中,推拿显示出更佳的疗效(MD:8.82 [3.10,14.54])。而在较短疗程(10 天)的研究(O1)中,常规康复治疗的疗效优于推拿治疗(MD:−7.93 [−8.72,−7.14])。

6 项研究(O1,O5~O7,O11,O14)评价了推拿联合常规康复治疗的效果,Meta 分析结果提示,联合疗法优于单纯康复治疗(MD:10.22 [6.11,14.32], I^2=66%)(表 8-2)。

表 8-2　推拿治疗中风后痉挛的 Meta 分析结果

比较措施	结局指标	研究数目	效应量 [95%CI]	I^2/%	受试者例数	研究
推拿 vs. 常规康复治疗	MAS(上肢)	2	SMD:−0.56 [−0.84,−0.28]*	0	202	O2,O3
	MBI	2	MD:0.20 [−16.21,16.60]	97	165	O1,O4
推拿联合常规康复治疗 vs. 单纯常规康复治疗	MAS(上肢)	3	SMD:−0.82 [−1.18,−0.46]*	0	130	O5,O6,O12
	MAS(下肢)	3	SMD:−0.86 [−1.23,−0.50]*	0	129	O5,O14,O15
	FMA(运动总分)	3	MD:4.57 [3.05,6.09]*	14	175	O1,O11,O15

续表

比较措施	结局指标	研究数目	效应量 [95%CI]	$I^2/\%$	受试者例数	研究
推拿联合常规康复治疗 vs. 单纯常规康复治疗	FMA（上肢）	7	MD:4.85 [1.32,8.38]*	83	394	O7,O8,O10, O12~O15
	FMA（下肢）	2	MD:1.32 [-0.62,3.25]	0	87	O14,O15
	MBI	6	MD:10.22 [6.11,14.32]*	66	332	O5~O7,O11, O14,O15

注:* 表示有统计学差异。

3. GRADE 评价

我们总结了推拿疗法联合康复训练的证据,结果显示,推拿联合康复训练可改善上、下肢 MAS、FMA(运动总分、上肢)和 BI 评分,总体证据为低级(表 8-3)。

表 8-3　推拿疗法联合康复训练 vs. 康复训练结果总结表

结局指标	患者数（研究数）	证据质量（GRADE）	效应量	
			康复训练 / 绝对效应量	推拿联合康复训练 vs. 康复训练 / 效应量[95%CI]
AS/MAS（上肢）	130 （3RCTs）	⊕⊕○○ 低 [a,b]	—	降低 0.82 分 [-1.18,-0.46]
AS/MAS（下肢）	129 （3RCTs）	⊕⊕○○ 低 [a,b]	—	降低 0.86 分 [-1.23,-0.5]
FMA（运动总分）	175 （3RCTs）	⊕⊕○○ 低 [a,b]	平均 50.01 分	提高 4.57 分 [3.05,6.09]
FMA（上肢）	394 （7RCTs）	⊕⊕○○ 低 [a,c]	平均 29.58 分	提高 4.85 分 [1.32,8.38]
FMA（下肢）	87 （2RCTs）	⊕⊕○○ 低 [a,b]	平均 21.51 分	提高 1.32 分 [-0.62,3.25]

结局指标	患者数（研究数）	证据质量（GRADE）	效应量	
			康复训练 / 绝对效应量	推拿联合康复训练 vs. 康复训练 / 效应量［95%CI］
BI	332（6RCTs）	⊕⊕○○ 低 a,b	平均 54.71 分	提高 10.22 分［6.11,14.32］

说明：

a. 受试者、研究人员以及结局评价者未设置盲法

b. 样本量不足限制了结果的准确性

c. 统计学异质性大

研究相关文献：

AS/MAS（上肢）：O5,O6,O12

AS/MAS（下肢）：O5,O14,O15

FMA（运动总分）：O1,O11,O15

FMA（上肢）：O7,O8,O10,O12~O15

FMA（下肢）：O14,O15

BI：O5~O7,O11,O14,O15

（二）推拿疗法的非随机对照试验

1 项非随机对照试验（O17）评价了联合运用推拿治疗、肉毒素注射剂以及常规康复治疗的疗效。该研究共纳入 74 名受试者。这些受试者为上肢痉挛持续大于 6 个月，且 MAS 分级为 2~3 级的中风患者。36 名受试者被分配到联合肉毒素注射剂及常规康复治疗组，而另外 38 名受试者在此基础上加用推拿治疗。推拿治疗的肌肉及相关穴位主要集中在患侧上肢。每次治疗持续 20~30 分钟，每周 5 次，两组受试者总疗程均为 12 周。

在该研究中，疗效评价使用的指标是 MAS、FMA（上肢）以及 MBI 评分。其结果显示，加用推拿治疗在改善 FMA（上肢）评分方面优于肉毒素注射联合常规康复治疗（MD:3.29［2.63,3.95］）。但是，在其他 2 个结局指标方面，两组疗效未见统计学差异：MAS 评分（MD:-0.06［-0.23,0.11］）以及 MBI 评分（MD:4.70［-4.36,13.76］）。另外，该研究并未提及不良反应的相关信息。

（三）推拿疗法的无对照临床研究

我们共纳入 3 项无对照临床研究（O18~O20），其中 1 项研究是一个病例

报告(O18),而另外 2 项则是病例系列研究(O19,O20)。这些研究都评估了推拿治疗中风后痉挛的疗效。共有 77 名患者被纳入这 3 项研究中。

1 项病例系列研究(O19)纳入了上肢痉挛的中风患者,并报告了在肩臂部的穴位进行推拿治疗。1 个病例报告(O18)则详细说明了在患者上肢使用推拿治疗的情况。还有 1 项研究(O20)则未提供推拿治疗的信息。所有这 3 项研究都认为推拿治疗中风后痉挛有效。这 3 项研究均未对不良反应进行报告。

推拿治疗的安全性

没有任何一项纳入的研究对不良反应或相关信息进行报告。因此,推拿治疗中风后痉挛的安全性尚不明确。进一步的临床研究需要考虑关注推拿治疗的安全性。

四、国外应用受限的其他中医疗法

1 项随机对照试验(O21)评价了在康复训练基础上,刮痧联合穴位按摩治疗中风后痉挛的效果,结果显示刮痧联合穴位按摩可改善患者的上肢痉挛(MD:−0.92 [−1.13,−0.71])、下肢痉挛(MD:−0.46 [−0.69,−0.23])、FMA 评分(MD:11.93 [5.88,17.98])以及 BI 评分(MD:11.73 [7.29,16.17])。

1 项随机对照试验(O22)评价了放血联合康复的效果,结果显示,联合疗法在 MAS 评分(MD:−0.55 [−1.03,−0.07])、MBI 评分(MD:13.23 [6.55,19.91])方面优于单纯康复训练。

另有 1 项非随机对照研究(O23)评价了刺络放血联合常规治疗的效果,结果显示联合疗法在肢体痉挛方面与常规治疗差异无统计学意义(MD:−0.26 [−0.65,0.13])。

五、总结

(一) 其他中医疗法临床证据汇总

推拿疗法已被临床实践指南推荐用于治疗中风后痉挛(见第二章),推荐

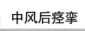

应用于拮抗肌以降低肌张力。现代临床研究也主要评价了推拿疗法治疗中风后痉挛的效果,结果显示推拿疗法联合康复治疗可改善患者的痉挛程度,肢体运动功能以及日常生活活动能力。研究中提及推拿疗法通常循经络,不局限于穴位进行治疗,同时应该注意在不同的肌肉部位的应用力度,避免强烈刺激。

(二)其他中医疗法临床证据总结

1. 中医证型

所有的研究未提及中医证型的信息。

2. 纳入研究的质量

大部分研究的科研设计方法细节介绍不足,针对这一类特殊疗法,研究较难实施盲法,研究的结果可能受到潜在偏倚的影响。

3. 证据质量及总结

推拿疗法可改善患者的上、下肢的 MAS 评分 0.82 和 0.86 个单位、FMA(上肢)评分 4.85 分、FMA(运动总分)4.57 分、MBI 评分 10.22 分,平均疗程 38 天,平均每次治疗时长 30 分钟,推拿主要用于受累肌肉及相应的经络穴位。证据级别为低级。

4. 安全性

所有的研究均未提及安全性的信息,因此关于推拿疗法的安全性尚不明确。

参 考 文 献

1. 严连凤,励建安,朱毅,等 . 推拿治疗脑卒中后痉挛的 Meta 分析 [J]. 中国中医基础医学杂志 , 2015, 21 (12): 1566-1568.
2. 范江华,黄永,王开龙,等 . 从循证医学角度分析推拿治疗中风后痉挛性偏瘫的疗效 [J]. 中国中医基础医学杂志 , 2016, 22 (2): 242-248.
3. 王开龙,黄永,范江华 . 推拿治疗脑卒中痉挛状态的 meta 分析 [J]. 中国民族民间医药 , 2016, 25 (3): 24-29.

纳入研究文献

O1	郑智元.疏经通督手法结合Bobath疗法对脑卒中康复效应的研究[D].南京:南京中医药大学,2012.
O2	陈群.康复运动疗法治疗脑卒中后偏瘫肌痉挛的效果观察[J].护理研究,2010,24(1):14-16.
O3	郑鹏,徐晓红,张为民,等.推拿手法治疗中风后肘关节屈曲痉挛的临床观察[J].世界科学技术——中医药现代化,2013,15(5):1029-1031.
O4	汤俊玲,韩淑凯.循经推拿治疗脑卒中后上肢痉挛疗效观察[J].护理研究,2011,25(20):1839-1840.
O5	迟相林,郭兆荣,王道珍,等.联合中医按摩及神经促通技术治疗脑卒中后偏瘫肢体痉挛的疗效观察[J].中华物理医学与康复杂志,2008,30(4):282-284.
O6	余天智,李昌柳,吕泽平,等.躯干扳法治疗痉挛性偏瘫的效果观察[J].广西医学,2011(7):821-823.
O7	杨冬梅.手臂三阴经推拿治疗中风后上肢痉挛的疗效观察及护理[J].护士进修杂志,2009,24(22):2052-2053.
O8	雷迈,吕泽平,谭威.推拿点穴联合康复治疗对脑卒中偏瘫患者上肢功能恢复的影响[J].广西医学,2012,34(12):1613-1615.
O9	何炯,易晓净.推拿结合康复训练治疗脑卒中后痉挛疗效观察[J].中国中医急症,2009,18(1):27-28.
O10	詹蕾,张玉娟.推拿与抗痉挛技术改善卒中患者肌痉挛的疗效[J].上海护理,2012,12(5):21-23.
O11	林红霞,廖辉雄,王文靖.现代康复训练结合中医按摩治疗脑卒中偏瘫痉挛状态疗效观察[J].吉林中医药,2013(4):99-101.
O12	陈峰,苏庆军.穴位推拿结合抗痉挛技术对脑卒中后上肢肌痉挛改善的疗效观察[J].中国实用神经疾病杂志,2011,14(1):74-75.
O13	詹蕾,吴璇,廖阳.穴位推拿结合抗痉挛技术抑制脑卒中患者上肢肌痉挛疗效观察[J].新乡医学院学报,2012,29(3):201-203.
O14	王亚锋.中医按摩结合现代康复训练对中风病偏瘫痉挛状态的疗效观察[D].北京:北京中医药大学,2003.
O15	王海宽.推拿结合Bobath疗法治疗中风后痉挛性瘫痪的疗效观察[D].广州:广州中医药大学,2014.

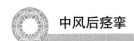

续表

O16	彭进.两步十法推拿结合康复训练治疗中风偏瘫痉挛状态患者的疗效观察[D].北京:北京中医药大学,2013.
O17	秦茵,崔利华,郭健红.中医推拿对脑卒中后上肢痉挛A型肉毒毒素干预效果的影响[J].中国康复理论与实践,2012,18(12):1109-1111.
O18	左贾逸.放松训练手法在推拿治疗脑卒中痉挛性瘫痪中的应用体会[J].科技展望,2015(1):239.
O19	魏乾坤,闫玮娟,楚燕萍,等.手法与徒手牵引相结合治疗脑卒中后上肢痉挛临床观察[J].中国疗养医学,2012(7):627-628.
O20	刘海潮,蒋惠瑜.推拿结合运动疗法缓解偏瘫痉挛40例观察[J].中国康复理论与实践,2009,15(6):588.
O21	何玲.刮痧联合穴位按摩干预中风后痉挛性瘫痪的疗效观察[J].中医药临床杂志,2014,26(11):1154-1156.
O22	刘雁,冯晓东,任彬彬,等.放血疗法治疗脑卒中后肢体痉挛患者的临床观察[J].中国康复医学杂志,2015,30(4):393-394.
O23	郑文凯,乔彩虹,刘洁石.刺络放血法对中风患者上肢肌痉挛改善的疗效观察[J].中国实用医药,2009,4(27):222-223.

第九章 中医综合疗法治疗中风后痉挛的临床研究证据

导语:在中医的临床实践中多种中医疗法联合治疗中风后痉挛较常见,例如中草药联合针刺。本章系统地检索了 9 个中英文数据库,根据纳入排除标准,共有 32 个中医综合疗法的随机对照试验纳入。最常见的是中草药联合针刺疗法。研究中最常见的证型为气虚血瘀痰凝,研究结果显示口服或外用中药联合针刺可改善患者的痉挛程度、运动功能及日常生活活动能力,平均疗程为 4 周,常用的口服中药包括当归、白芍、川芎等,外用中药包括桂枝、川芎、丹参、白芍等,针刺穴位包括外关、合谷、曲池、足三里、阳陵泉、阴陵泉等。具体的中药方有补阳还五汤、中风回春丸、当归四逆汤等。外用中药联合推拿疗法也可改善患者的运动功能。目前已报道的研究中中医综合疗法的不良反应较少,安全性较好。

一、临床研究文献筛选

根据纳入排除标准,共纳入 32 项随机对照试验(C1~C32)(图 9-1)。

临床常用疗法的 28 项研究(C1~C28)中共纳入 2 705 例受试者。其中,3 项研究(C1~C3)比较了单纯中医综合疗法与常规治疗或康复治疗的比较,25 个随机对照试验(C4~C28)比较了中医综合疗法联合西医常规治疗或康复治疗与西医常规治疗或康复治疗的疗效。所有的研究在中国进行,研究在门诊或门诊和病房同时开展。尽管不是所有的研究报告了受试者的性别分布,已有报告汇总显示男性多于女性(分别为 1 112 和 783 例),并且一些研究仅报告了完成研究的例数。

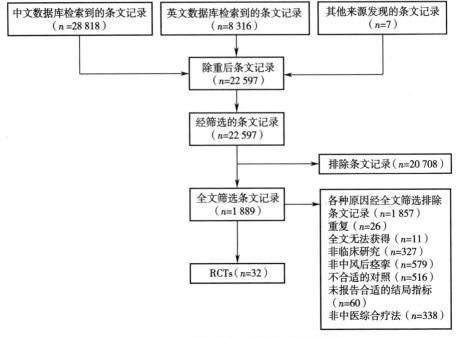

图 9-1　中医综合疗法研究筛选过程流程图

　　受试者年龄从 46 到 76 岁不等,中位年龄是 48.9 岁。中风后病程从 14 天(C3)到 12 个月(C13)。治疗后的随访评价仅在 2 项研究(C11,C27)中进行。4 项研究(C11,C13,C16,C27)报告了采用中医证型进行诊断和治疗。所有的研究报告了多个证型,最常见的证型是气虚血瘀痰凝(C11,C13,C16,C27)。

　　中医治疗包括中药、针刺、灸法、拔罐和推拿治疗,研究中的综合疗法共分为 7 类,其中最常见的是中药联合针刺治疗,共有 20 项随机对照试验(表 9-1)。

　　最常用的中医疗法是中药,28 项研究均给予报告。其中,3 项研究(C11,C25,C28)应用超过 2 个中药方,多个研究应用 2 个中药方或成药,其中补阳还五汤在 3 项研究(C2,C6,C13)中应用,2 项研究(C14,C17)应用中风回春丸。所有的中药方中共用到 56 个中药,其中最常报告的中药是川芎、白芍/赤芍、丹参、水蛭、黄芪、红花、和甘草(表 9-2)。

　　26 项研究(C1~C7,C9~C19,C21~C27)报告了针灸疗法,其中 4 项研究

（C5,C6,C19,C24）采用头针治疗。这些研究中最常用的穴位是合谷、曲池、足三里、三阴交、手三里、肩髃、阳陵泉和阴陵泉（表9-3）。

表9-1 中医综合疗法总结

综合疗法	研究个数	纳入的研究
中药＋针刺	20	C1~C5,C6,C7,C10~C15,C17~C19,C22, C24,C26,C27
中药＋针刺＋推拿	4	C9,C21,C23,C25
中药＋针刺＋灸法＋推拿	1	C16
中药＋穴位按压＋拔罐	1	C28
中药＋推拿	2	C8,C20

表9-2 中医综合疗法中常用的中药

常用的中药	学名	研究个数
川芎	*Ligusticum chuanxiong* Hort.	10
白芍/赤芍	*Paeonia lactiflora* Pall.	10
丹参	*Salvia miltiorrhiza* Bge.	8
水蛭	*Whitmania pigra* Whitman,*Hirudo nipponica* Whitman, *Whitmania acranulata* Whitman	7
黄芪	*Astragalus membranaceus*（Fisch.）Bge. var. *mongholicus* （Bge.）Hsiao,*Astragalus membranaceus*（Fisch.）Bge.	7
红花	*Carthamus tinctorius* L.	7
甘草	*Glycyrrhiza uralensis* Fisch.,*Glycyrrhiza inflata* Bat., *Glycyrrhiza glabra* L.	7
地龙	*Pheretima aspergillum*（E. Perrier）,*Pheretima vulgaris* Chen, *Pheretima guillelmi*（Michaelsen）	6
当归	*Angelica sinensis*（Oliv.）Diels	5
桃仁	*Prunus persica*（L.）Batsch,*Prunus davidiana*（Carr.）Franch.	5
海风藤	*Piper kadsura*（Choisy）Ohwi	5
木瓜	*Chaenomeles speciosa*（Sweet）Nakai	4
生地黄	*Rehmannia glutinosa* Libosch.	3
伸筋草	*Lycopodium japonicum* Thunb.	3

常用的中药	学名	研究个数
鸡血藤	*Spatholobus suberectus* Dunn	3
虻虫	Tabanus mandarinus Schiner，*Atylotus bivittateinus* Takahasi	3
茯苓	*Poria cocos*（Schw.）Wolf	2
三七	*Panax notoginseng*（Burk.）F.H.Chen	2
僵蚕	*Bombyx mori* Linnaeus，*Beauveria bassiana*（Bals.）	2
全蝎	*Buthus martensii* Karsch	2
大枣	*Ziziphus jujuba* Mill.	2
天麻	*Gastrodia elata* Bl.	2
石菖蒲	*Acorus tatarinowii* Schott	2

表 9-3　中医综合疗法中常用的穴位

常用穴位	研究个数	常用穴位	研究个数
LI4 合谷	16	TE14 肩髎	6
Li11 曲池	13	SP10 血海	6
ST36 足三里	13	KI6 照海	6
SP6 三阴交	10	KI3 太溪	6
LI10 手三里	8	BL40 委中	6
LI15 肩髃	8	GB39 悬钟	6
GB34 阳陵泉	8	GB40 丘墟	5
SP9 阴陵泉	8	BL57 承山	5
PC6 内关	7	GB31 风市	5
ST41 解溪	7		

　　另外，有 4 项随机对照试验（C29~C32）应用的疗法在国外应用受到一定限制，研究特点如下：其中 1 项研究（C29）报告了口服中药联合穴位埋线疗法，1 项研究（C30）报告了针刺联合放血疗法，1 项研究（C31）报告了针刺放血联合拔罐疗法，1 项研究（C32）报告了口服及外用中药联合中药注射剂及针灸推拿等多种中医综合疗法。所有的研究均在中国进行，共纳入 492 例受试者，平均年龄 59.12 岁，平均病程从 2 天到 4 个月不等。

随机对照试验的偏倚风险评估

所有的研究都描述为随机,其中 4 项研究描述了正确的随机序列产生方法而评价为低偏倚,1 项研究应用了错误的随机方法评价为高偏倚。对于随机分配隐藏,1 项研究评价为低偏倚,1 项研究高偏倚,其他研究缺乏信息而评价为不清楚。所有的研究均未提及盲法,所以关于受试者和研究者的盲法评价为高风险。共有 27 个研究的不完全结局数据条目评价为低偏倚,仅有 1 个研究关于脱落病例未做解释和分析而评价为高偏倚。关于选择性结局报告,2 项研究因为没有按照方法部分介绍的内容报告相关结局指标数据而评价为高偏倚,其他研究未找到相关方案的发表,而评价为不清楚(表 9-4)。

表 9-4 中医综合疗法的随机对照试验的偏倚风险

偏倚风险评估的条目	低风险研究数目 / $n(\%)$	不清楚风险研究数目 /$n(\%)$	高风险研究数目 / $n(\%)$
随机系列产生	4(14.3)	23(82.1)	1(3.6)
分配隐藏	1(3.6)	26(90)	1(3.6)
受试者盲法	0(0)	0(0)	28(100)
研究人员盲法	0(0)	0(0)	28(100)
结局评价者盲法	0(0)	28(100)	0(0)
不完全数据报告	27(96.4)	0(0)	1(3.6)
选择性结局报告	0(0)	26(92.8)	2(7.1)

二、中药联合针刺的临床研究证据

1. 结局指标

结果见表 9-5。

(1) MAS 评分

MAS(上肢)

1 项研究(C1)比较了口服中药联合针刺与常规康复治疗的疗效,结果显示治疗后口服中药联合针刺在上肢的 MAS 评分方面优于常规康复治疗(MD:−0.93 [−1.33,−0.53])。

表 9-5　中医综合疗法 : 中药联合针刺的 Meta 分析结果

中医综合疗法	结局指标	研究个数	受试者	效应量 /MD 或 SMD [95%CI]	I^2/%	纳入的研究
口服中药 + 针刺 + 康复 vs. 康复	MAS(未明确)	3	244	SMD:-1.08 [-2.30, 0.15]	94	C5,C11,C17
	FMA(运动总分)	4	330	MD:19.79 [14.93,24.65]*	53	C13,C14,C22,C27
	FMA(上肢)	2	120	MD:11.03 [6.04,16.01]*	62	C11,C17
	FMA(下肢)	2	120	MD:2.67 [-1.69,7.03]	85	C11,C17
	MBI	5	354	MD:10.78 [7.23,14.33]*	28	C5,C11,C13,C17,C27
口服中药 + 针刺 + 西药 vs. 西药	FMA(运动总分)	2	176	MD:15.68 [-2.40,33.77]	72	C4,C19
	MBI	3	276	MD:20.32 [11.60,29.05]*	79	C4,C10,C19
外用中药 + 针刺 + 康复 vs. 康复	AS/MAS(上肢)	2	127	SMD:-0.92 [-1.29,-0.55]*	0	C6,C12
口服中药 + 外用中药 + 针刺 + 康复 vs. 康复	FMA(上肢)	3	264	SMD:0.89 [0.05,1.72]*	90	C18,C22,C26
	FMA(下肢)	3	264	SMD:0.51 [0.26,0.75]*	0	C18,C22,C26

注:* 表示有统计学差异。

2 项研究(C6,C12)评价了外用中药联合针刺和康复治疗与单纯康复治疗的效果。Meta 分析结果显示联合疗法优于单纯康复治疗(SMD:-0.92 [-1.29,-0.55],I^2=0)。

MAS(未明确部位)

3 项研究(C5,C11,C17)评价了口服中药联合针刺和康复治疗与单纯康复治疗的效果。Meta 分析结果显示联合疗法并不优于单纯康复治疗（*SMD*：−1.08［−2.30,0.15］,I^2=94%）。

（2）FMA 评分

FMA（运动总分）

1 项研究（C2）比较了口服中药联合针刺治疗与巴氯芬的效果。结果显示口服中药联合针刺治疗优于巴氯芬治疗（*MD*：10.33［6.22,14.44］）。

7 项研究（C4,C12~C14,C19,C24,C27）报告了采用中药联合针刺与西医治疗的效果。Meta 分析结果显示了综合疗法的优势（*MD*：19.66［15.87,23.44］,I^2=50%）。亚组分析基于不同的对照措施进行。

亚组分析显示口服中药联合针刺治疗及常规治疗与常规治疗比较无差异（*MD*：15.68［−2.40,33.77］,I^2=72%）（C4,C19），而口服中药联合针刺以及康复治疗优于单纯的康复治疗（*MD*：19.79［14.93,24.65］,I^2=53%）（C13,C14,C24,C27）。1 项研究（C12）联合外用中药和针刺治疗,结果显示其疗效优于康复治疗（*MD*：21.79［17.43,26.15］）。

FMA（上肢）

6 项研究（C5,C11,C17,C18,C22,C26）评价了中药联合针刺以及康复治疗对 FMA（上肢）评分的改善情况。1 项研究（C5）因报告了错误的数据而未与其他研究进行合并。2 项研究（C22,C26）采用了简化量表［FMA（上肢）评分 36 分］,因此用 *SMD* 进行数据合并。Meta 分析结果显示联合疗法优于单纯康复治疗（*SMD*：1.18［0.45,1.90］,I^2=90%）。

亚组分析显示当中药疗法中口服与外用中药联用时,联合疗法优于单纯的康复治疗（*SMD*：0.89［0.05,1.72］,I^2=90%）（C18,C22,C26）；在口服中药的研究中也显示较好疗效（*MD*：11.03［6.04,16.01］,I^2=62%）（C11,C17）。

FMA（下肢）

6 项研究（C5,C11,C17,C18,C22,C26）评价了中药联合针刺以及康复治疗在 FMA（下肢）评分的改善情况。1 项研究（C5）因报告了错误的数据而未与其他研究进行合并。2 项研究（C22,C26）采用了简化量表［FMA（下肢）评分 18 分］,因此用 *SMD* 进行数据合并。Meta 分析结果显示联合疗法优于单纯康复治疗（*SMD*：0.53［0.33,0.74］,I^2=0）。

亚组分析显示当中药疗法中口服与外用联用时,联合疗法优于单纯的康复治疗(SMD:0.51［0.26,0.75］,I^2=0)(C18,C22,C26);在口服中药的研究中未发现差别(MD:2.67［-1.69,7.03］,I^2=85%)(C11,C17)。

(3) MBI 评分

1 项研究(C1)比较了口服中药联合针刺治疗与康复治疗的效果,结果显示两者之间 MBI 评分无差异(MD:11.46［-11.88,34.80］)。另 1 项口服中药联合针刺的研究(C2)显示其疗效优于巴氯芬(MD:12.97［7.51,18.43］)。

共有 10 项研究(C4~C6,C10,C11,C13,C17~C19,C27)报告了中药联合针刺以及西医疗法的效果。其中 3 项研究(C4,C10,C19)评价了口服中药联合针刺以及西医药物治疗的疗效,结果显示联合疗法优于单纯的西医药物治疗(MD:20.32［11.60,29.05］,I^2=79%)。

7 项研究(C5,C6,C11,C13,C17,C18,C27)比较了中药联合针刺及康复治疗与单纯康复治疗的效果,结果显示联合疗法优于单纯康复治疗(MD:12.87［9.37,16.37］,I^2=55%)。亚组分析显示 5 项研究(C5,C11,C13,C17,C27)显示口服中药联合针刺及康复治疗优于康复治疗(MD:10.78［7.23,14.33］,I^2=28%)。另外,2 项研究分别显示了外用中药联合针刺(MD:14.00［9.41,18.59］)(C6)和口服、外用中药联用结合针刺的效果(MD:19.20［13.20,25.20］)(C18)。

2. 中药联合针刺的安全性

20 项研究中共有 4 项研究(C3,C11,C13,C27)报告了不良事件信息。其中 3 项研究(C11,C13,C27)未发现不良事件。1 项研究(C3)报告了来自治疗组(口服中药联合针刺)和对照组(巴氯芬)的不良事件,其中治疗组出现 1 例恶心和 3 例肌肉痛;对照组报告了 2 例恶心口干,5 例头晕疲劳和 3 例腹泻或便秘,治疗组与对照组比较不良事件发生较少。

三、中药联合针刺及推拿的临床研究证据

4 项研究(C9,C21,C23,C25)评价了中药联合针刺及推拿与单纯康复治疗比较的效果。其中中药疗法有 2 项研究(C9,C21)采用外用中药,另 2 项研究(C23,C25)采用口服和外用中药联合。因为研究未同时报告

常用的结局指标,所以未进行数据的合并分析。研究发现联合治疗在改善MAS(未明确部位)评分(*MD*:-0.73［-1.11,-0.35］)(C27)、MAS(上肢)评分(*MD*:-0.26［-0.49,-0.03］)(C25)和MBI评分(*MD*:14.79［11.99,17.59］)(C23)方面优于单纯康复治疗。然而在MAS(下肢)评分改善方面无差异(*MD*:-0.17［-0.40,0.06］)(C25)。这些研究未报告相关的不良事件。

四、中药联合穴位按压及拔罐的临床研究证据

1项纳入300例受试者的研究(C28)比较了中药联合穴位按压、拔罐和康复治疗与单纯康复治疗的效果。一周后的结果显示联合治疗组在改善FMA(上肢)评分方面优于单纯康复治疗(*MD*:3.41［2.76,4.06］),同时在改善FMA(下肢)评分方面也优于康复治疗(*MD*:4.08［3.33,4.83］)。然而这些研究未报告中药方的组成以及针刺的具体穴位,同时未报告相关的不良事件。

五、中药联合推拿的临床研究证据

2项研究(C8,C20)评价了中药联合推拿及西医疗法与单纯西医疗法比较的效果。2项研究均报告了FMA评分和MBI评分。Meta分析显示联合疗法在改善FMA评分方面优于单纯治疗(*MD*:24.95［23.76,26.14］,I^2=96%)。在MBI方面联合疗法与单纯康复治疗比较无差异(*MD*:14.61［-1.85,31.07］,I^2=98%)。2个研究均未对不良事件进行报告。

六、中医综合疗法的临床研究证据

1项研究(C16)评价了中医综合疗法联合常规治疗的效果,中医综合疗法包括口服及外用中药、针刺、灸法、推拿以及中医食疗等。这些疗法将根据患者的辨证及严重程度选择治疗。结果显示联合疗法在改善MAS评分

（未明确部位）（*MD*：-0.93［-1.27，-0.59］）和 MBI 评分（*MD*：14.79［11.99，17.59］）方面优于常规治疗。这篇研究中中药疗法是口服和外用联合治疗，针刺、灸法和推拿均在上肢和下肢实施，治疗周期和相关的不良事件未进行报告。

七、国内应用较少的其他中医综合疗法

1 项研究（C29）评价了口服补阳还五汤联合穴位埋线及康复治疗中风后痉挛的效果，结果显示中医联合疗法在肌张力改善方面（MAS 评分）优于康复治疗联合口服盐酸乙哌立松（*MD*：-0.60［-0.99，-0.21］）。

1 项研究（C30）评价了针刺联合放血及康复疗法与单纯康复治疗的效果，结果显示在 MAS（上肢）评分方面，两组之间的疗效差异无统计学意义（*MD*：-0.43［-0.88，0.02］）。

1 项研究（C31）评价了针刺刺络放血联合拔罐及康复治疗的效果，结果显示联合治疗组在改善 MAS 评分方面优于康复治疗联合巴氯芬组（*MD*：-0.65［-0.83，-0.47］），但在改善 FMA（上肢）评分方面疗效差异无统计学意义（*MD*：5.60［-0.08，11.28］）。

另有 1 项研究（C32）报告了口服及外用中药联合中药注射剂及针灸推拿等多种中医综合疗法，因未提供详细的数据结果，所以未进行疗效评价。

4 项研究中有 1 项研究（C32）报告了不良事件相关信息，研究中提到试验组 1 例患者出现脑出血，对照组 1 例出现消化道出血，研究中提及的 2 例不良事件均与治疗方案无关。

八、总结

（一）中医综合疗法临床证据汇总

通过检索发现，有许多随机对照试验评价了不同的中医措施联合治疗中风后痉挛的效果。尽管这些疗法未在临床实践指南中推荐（见第二章），我们发现两种或多种中医疗法，包括中药（口服或外用）、针刺、推拿、艾灸等在临床

实践中联合用于治疗中风后痉挛,并且在临床研究中已对相应的疗法进行了评价。

在中药联合其他中医疗法的研究中,2个中药方(补阳还五汤和中风回春丸)在多个随机对照试验中应用。补阳还五汤是现在临床实践指南中推荐的中药方(见第二章),然而由于其联合的其他中医疗法不同,未对其结果进行合并。单个研究结果显示补阳还五汤联合针刺治疗与口服巴氯芬比较可改善患者的FMA评分和MBI评分,同时补阳还五汤联合针刺及康复治疗在FMA评分和MBI评分方面优于单纯的康复治疗。

针灸在临床专著及指南中被推荐用于治疗中风后痉挛(见第二章),同时较多的临床研究对其效果进行了评价。关于针灸穴位,相应的"针灸处方"较多样化,未见多个研究同时对单个处方进行评价。针刺疗法多推荐在拮抗肌上进行治疗以避免强刺激肌亢进和痉挛,这些策略在大部分临床研究中都有提及。

推拿和艾灸疗法同样在临床实践指南及专著中提及(见第二章),本章的临床研究评价发现,其在临床实践中多联合中药或针刺治疗中风后痉挛。

(二)中医综合疗法临床证据总结

1. 中医证型

中医综合疗法治疗中风后痉挛的研究中最常见的证型为气虚血瘀痰凝。

2. 纳入研究的质量

因为疗法的特殊性,所有的研究未对受试者、研究者设盲,同时研究的方法细节介绍不足,研究的结果可能受到潜在偏倚的影响。

3. 证据质量及总结(所有的疗法未进行GRADE证据质量评价)

● 口服中药联合针刺:可改善患者MAS(上肢)评分0.93分、FMA(运动总分)评分19.79分及FMA(上肢)评分11.03分,同时可改善MBI评分20.32分,平均治疗疗程为4周,常用中药包括当归、白芍、川芎等,针刺穴位包括外关、合谷、曲池、足三里、阳陵泉、阴陵泉等。具体的中药方有补阳还五汤、中风回春丸、当归四逆汤等。

● 外用中药联合针刺:可改善MAS(上肢)评分0.92分、FMA(运动总分)评分 21.79 分和 MBI 评分 14 分,平均治疗疗程为 20 天,常用中药包括桂枝、川芎、丹参、白芍等,针刺穴位包括曲池、外关、合谷等。

● 口服中药联合外用及针刺:可改善 FMA(上肢)评分 0.89 分,FMA(下肢)评分 0.51 分及 MBI 评分 19.20 分,平均疗程为 4 周,其中口服中药以木瓜、白芍、海风藤、川芎、丹参等为主,外用中药以伸筋草、透骨草、制川乌、桂枝等为主,穴位以合谷、曲池、外关、三阴交、阴陵泉等为主。

● 外用中药联合推拿:可改善患者 FMA 运动总分 24.95 分,疗程为 4 周,外用中药包括红花、川芎、桃仁等,推拿主要用拿、揉、㨰法等在关节的经筋及相应穴位进行。

● 中药联合穴位埋线:可改善患者 MAS 评分 0.60 分,疗程为 40 天,中药为补阳还五汤,埋线穴位以足三里、阳陵泉等为主。

4. 安全性

中医综合疗法的不良反应较少,安全性较好。

本章评价了两种或两种以上中医疗法联合治疗中风后痉挛的疗效,在这些研究中,中药联合针刺疗法最常用,其次是中药联合针刺及推拿疗法。中医疗法中,所有的研究中均应用了中药疗法,无论是口服或外用,或者是联合应用。针灸疗法以体针和头针为主。在这些联合了中药疗法的研究中,大部分研究未提及具体的中药方名。中药疗法应用的中药与本书第五章(中药治疗中风后痉挛)常用的中药较一致。较常用的中药如下:川芎、白芍 / 赤芍、丹参、水蛭、黄芪、红花、甘草、地龙、当归、桃仁、海风藤、木瓜。特别是木瓜,传统中医学认为其可用于湿痹拘挛、转筋挛痛等,具有抗痉挛的作用。

中医综合疗法在治疗中风后痉挛方面是较安全的,基于单个中医疗法的证据(第五、七、八章)和综合疗法的证据,临床医生在临床实践中可考虑联合应用这些疗法。

纳入研究文献

文章编号	参考文献
C1	孙志英,韩淑凯,曹文杰,等.补气化痰通络方结合表里两经并刺法对脑血管病后肩手综合征患者痉挛状态的影响[J].陕西中医,2013,34(8):1004-1006.
C2	侯震,王瑶.针药结合对脑卒中后痉挛性偏瘫的疗效观察[J].世界中西医结合杂志,2012,7(4):317.
C3	周喜燕,王雁慧.针药结合治疗中风后痉挛性瘫痪的临床观察[J].时珍国医国药,2009,20(4):1010-1011.
C4	牛攀东.补气活血养肝柔筋针刺补泻治疗脑卒中偏瘫39例[J].临床中老年保健,2002,50(1):1.
C5	张风林.通络牵正方联合针刺治疗中风恢复期神经功能的缺损[J].中国实验方剂学杂志,2014,20(18):212-215.
C6	李华,洪珍梅.头针配合超声药物导入治疗中风痉挛性瘫痪30例疗效观察[J].浙江中医杂志,2013,48(6):448.
C7	许长青,张凯.熏蒸结合针灸治疗中风肢体痉挛35例[J].中国中医药现代远程教育,2013,11(2):60-61.
C8	王海丽.药足浴对脑卒中患者运动功能影响的临床观察[J].社区医学杂志,2009(11):68-69.
C9	王秀汝.早期介入传统中医康复的现代康复治疗对脑卒中后足下垂的疗效观察[J].中国现代医学杂志,2012(18):87-90.
C10	钟如春.针刺阿是穴、阴经穴位配合中药治疗脑卒中后肢体痉挛的临床研究[J].河南中医,2014(11):88.
C11	陈华,周建伟.针刺中药康复综合方案预防中风后肢体痉挛的临床研究[J].四川中医,2013,31(11):121-125.
C12	朱国祥,包烨华,纪晨彤,等.针灸结合中药湿热敷治疗中风后上肢高痉挛状态[J].针灸临床杂志,2004(6):17-18.
C13	唐跃富,杨荣光,罗清勇,等.针药结合康复训练的方法对中风偏瘫痉挛状态的康复疗效及安全性评价[J].世界中医药,2014,9(9):1218-1220.
C14	聂代数.针药联合康复锻炼治疗中风痉挛性偏瘫临床研究[J].内蒙古中医药,2015,34(1):26.

续表

文章编号	参考文献
C15	李连章.中风二代回春胶囊结合康复训练治疗脑卒中肢体痉挛的效果评估[J].中国临床康复,2004(25):5320-5321.
C16	刘梨,余艳兰,廖若夷,等.中风后痉挛性瘫痪中医护理方案的临床应用[J].湖南中医药大学学报,2013(9):97-101.
C17	王鹏.中风回春丸结合电针治疗中风痉挛性偏瘫[J].中国实验方剂学杂志,2012(11):275-277.
C18	曲红岩,刘艳芳,刘智艳.中西医结合康复治疗对脑卒中偏瘫痉挛状态的影响[J].中医药导报,2014(7):34-36.
C19	银卫华.中西医结合治疗中风后偏瘫的临床远期观察[J].国际医药卫生导报,2013,19(5):695-697.
C20	冯莉.中药熏蒸结合穴位按摩治疗中风痉挛性瘫痪的临床观察[J].泸州医学院学报,2013,34(5):523-525.
C21	赵爱英.中医康复疗法配合强化步行训练对脑卒中偏瘫患者下肢功能恢复的影响[J].河南中医,2014,34(7):1274-1275.
C22	李慧玲.中医康复综合疗法应用于偏瘫痉挛状态患者临床干预的应用探析[J].中国民康医学,2015(6):85-87.
C23	陕大艳.中医综合康复疗法结合现代康复训练改善中风偏瘫痉挛状态的临床研究[J].中医学报,2014(8):1230-1232.
C24	秦润笋,赵子龙.中医综合康复疗法治疗中风后肌张力增高疗效观察[J].辽宁中医杂志,2006,33(11):1456-1457.
C25	陈庆华,杨丰,郑红霞.综合康复治疗对脑卒中患者运动功能及 ADL 的对照观察[J].中国误诊学杂志,2008(14):3335-3336.
C26	蔡英丽.中医综合康复法治疗偏瘫痉挛状态的临床观察[D].北京:北京中医药大学,2005.
C27	张娟.中西医结合康复方案对脑卒中偏瘫患者生活质量的影响[D].广州:广州中医药大学,2013.
C28	韩群英.中风病偏瘫中医康复八法的临床研究[D].北京:北京中医药大学,2003.
C29	冯晓东,闫秀丽,宋小蕾.口服中药联合穴位埋线治疗中风患者下肢痉挛[J].中国实验方剂学杂志,2012,18(6):265-266.

续表

文章编号	参考文献
C30	李洁新．芒针透刺配合放血疗法治疗中风后上肢肌张力增高 70 例［J］．北京中医药，2012，31（5）：360-362.
C31	黄志强．刺络拔罐结合康复训练治疗脑卒中上肢屈肘痉挛的临床研究［D］．福州：福建中医药大学，2014.
C32	宇文亚．基于虚拟事实因果模型的缺血性中风早期康复中医方案疗效评价研究［D］．北京：中国中医科学院，2009.

第十章 中医治疗中风后痉挛的整体证据总结

　　导语: 中医药用于治疗中风及其并发症,特别是偏瘫和痉挛由来已久,近些年来,一系列临床研究评价了口服及外用中药、针灸、推拿及其他中医疗法治疗中风后痉挛的效果。本章总结了中医药治疗中风后痉挛的整体证据,同时探讨了现有证据的局限性,并提出了未来临床和实验研究的方向。

　　中风是目前成年人神经功能障碍的首要原因,它可导致严重的残疾后遗症,持续数月、数年甚至伴随终生。中风后早期有效地开展康复治疗可改善康复过程及减轻残疾程度。痉挛是中风后运动功能障碍的常见并发症,因为其对患者康复结果的影响较大,这些年来对其开展的研究越来越多。

　　痉挛定义为由于上运动神经元损伤导致的感觉运动控制障碍,表现为间歇性或持续性的肌肉不自主运动。它是中风后患者常见的功能障碍之一,可能进一步导致身体的疼痛和功能障碍,最严重的情况下会使患者发生肢体挛缩进而使肢体丧失功能,另外痉挛也会导致局部皮肤的压疮感染。在临床实践中,中医药常联合康复训练治疗中风后痉挛。

　　为了提供整体证据评价,本书分析了中医药治疗中风后痉挛的各类型文献的证据。通过临床实践指南和专著的梳理列出了目前应用的中医疗法,包括口服及外用中药、针灸及中医推拿疗法(第二章)。

　　中风后痉挛主要出现在古籍偏瘫的条文中,因此,古籍的检索从中风以及中风后运动功能障碍角度考虑(第三章)。中国已开展了大量中医药相关的临床试验,这些研究显示了较好的疗效,我们采用系统评价的方法,总结的证据支持临床实践中应用中草药(第五章)、针灸相关疗法(第七章)、推拿疗法(第八章),以及中医综合疗法(第九章)。此外,随机对照试验中常用的中药已经通过实验研究部分揭示了它们可能的作用机制(第六章)。

一、辨证分型

根据中医辨证论治,中风后痉挛属本虚标实,与肝肾功能及气血密切相关,病机为肝肾阴虚、气血亏虚,筋脉失养而致肢体僵硬挛缩(第二章)。治疗原则为补肝肾、益气血及柔筋活络。

临床研究中较少报告中医证型,口服中药的研究中仅有2项研究报告了中医证型:风痰瘀血痹阻脉络和阴虚风动。外用中药的研究中未报告中医证型。在198项针灸相关的研究中,仅有8项研究报告了证型,其中最常见的证型是肝阳上亢、风痰阻络、气虚血瘀。推拿疗法治疗中风后痉挛的研究均未提及中医辨证信息。

尽管仅有少量的研究报告了中医证型,但基本证型与第二章的主要辨证信息一致,本虚标实是根本。因此,临床治疗应遵循补肝肾、益气血、疏经通络的原则。

二、中药疗法的整体证据

本部分总结了第二章、第三章、第五章和第九章的证据。

检索古籍文献发现,超过200条条文应用中药治疗中风后痉挛症状相关的运动功能障碍。多个条文中最常用的方剂包括三黄汤(千金三黄汤)、续命汤、小续命汤、省风汤、防风散、大金牙酒、左经丸、独活散、秦艽升麻汤。这些中药方均推荐口服治疗。但未发现外用中药治疗中风后痉挛的条文。古籍中总结的常用中药方与现有临床实践指南和专著中推荐的方药不一致(见第二章),可能的原因是人们对中风病因病机的认识随时代变迁发生了变化。但是古籍中应用的方剂也体现了补肝肾、益气血及祛风通络的治疗原则(表3-6)。此外,需要注意的是,古代常用的一些中药,如麝香、虎骨,目前已是国际濒临灭绝的动物产品而被严禁使用。另外,一些中药如附子、乌头、细辛,因为其毒性也在一些国家限制使用。事实上,古代文献中也已经关注了这些中药的毒

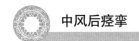

性,并且采取了一些方法降低毒性。

本书第五章对口服和外用中药治疗中风后痉挛的证据进行了总结,证据如下:

● 口服中药:与单纯康复训练比较,联合口服中药可改善患者的 AS/MAS 评分(上肢 *SMD*=1.5,下肢 *SMD*=1.10),提高 FMA 运动总分 8.80 分,上肢评分 3.05 分,下肢评分 4.08 分,以及日常活动能力 BI 评分 8.47 分,疗程 1个月,证据级别为低级。

● 外用中药:在常规康复及内科治疗基础上,联合外用中药(熏蒸、热敷、湿热敷及外敷疗法),可改善肢体痉挛(减少 AS/MAS 评分:上肢 *SMD*=0.97,下肢 *SMD*=0.82),提高 FMA 运动总分 11.89 分,上肢评分 7.03 分及日常生活活动能力 BI 评分 19.64 分,平均疗程 1 个月,证据级别为低级。

● 联合口服及外用中药:在常规康复及内科治疗基础上,联合口服及外用中药,可改善 AS/MAS 评分(上肢 *SMD*=0.69,下肢 *SMD*=0.97),FMA 运动总分 12.61 分,以及日常生活活动能力 BI 评分 11.72 分,平均疗程为 1 个月,证据级别为低级。

多项研究评价了 3 个口服中药方(补阳还五汤、栝楼桂枝汤和芍药甘草汤),1 个外用中药方(舒筋活络洗剂),以及 1 个口服联合外用方(解痉合剂),其中补阳还五汤不仅在临床研究中应用,同时被临床实践指南及专著推荐应用。另外,解痉合剂也包含了芍药甘草汤中的核心中药。

具体而言,显示阳性结果的口服中药的 Meta 分析中常用的中药包括白芍、当归、甘草、地龙、黄芪,其中白芍和甘草是芍药甘草汤的核心药物,具有缓解肌肉痉挛的作用。显示阳性结果的外用中药的 Meta 分析中常用的中药包括当归、木瓜、伸筋草、白芍和川芎。基于这些结果,临床医生在治疗中风后痉挛患者时可考虑应用这些中药,特别是口服中药方补阳还五汤和芍药甘草汤。

少数研究报告出现了可逆的轻微不良事件,包括恶心、流感样症状、轻微皮疹、眩晕、心悸,甚至痉挛加重等,但总体安全性较好。

临床前研究也显示了常用中药的神经保护、抗痉挛和镇痛作用,特别是白芍和甘草联合应用显示了较强的抗痉挛作用。

为了呈现中风后痉挛中医方剂的应用概况,表 10-1 总结了临床实践指南和教科书(第二章)、古籍(第三章)及现代研究部分(第五章)提到或评价的中药方,相同或相似中药组成的不同中药方也纳入了分析。古籍中应用的中药方与现代临床实践常用的中药方差异较大。没有任何方剂同时在各类型的文献中提及,仅有补阳还五汤同时在临床实践指南及现代研究中提及。另外,许多临床研究报告了外用中药,但较多研究未提及具体的中药方名,在临床实践中较难推广应用,未来的研究应当明确方剂的来源、治则治法等信息。

表 10-1　常用方药的证据总结

中药方	临床实践指南及教科书推荐(第二章)	古籍证据(条文数)	临床研究证据(第五章)			中医综合疗法(第九章)
			RCTs	CCTs	NCSs	
补阳还五汤	是	0	2	0	0	2
地黄饮子	是	0	0	0	0	0
复方通络液	是	0	0	0	0	0
抗痉挛方	是	0	0	0	0	0
栝楼桂枝汤	否	0	2	0	0	0
芍药甘草汤	否	0	2	0	1	0
复方通络液	是	0	0	0	0	0
抗痉挛方	是	0	0	0	0	0
舒筋活络洗剂	否	0	2	0	0	0

三、针灸疗法的整体证据

此部分的证据来自第二章、第三章、第七章和第九章。总体上,各章针灸疗法应用较一致(表 10-2)。针灸疗法治疗中风后运动功能障碍由来已久,古籍中记载针灸治疗中风可追溯到唐代,并沿用至今(第三章)。这些疗法中的大多数是从介绍穴位功能的书中发现,通常是针刺和灸法联合应用。在现有临床实践指南和专著中,除了常规的针刺,也推荐应用针刺加艾灸的温针灸法治疗。

表 10-2　常用针灸疗法的整体证据

针灸疗法	临床实践指南及教科书推荐（第二章）	古籍证据（条文数）	临床研究证据（第七章）			中医综合疗法（第九章）
			RCTs*	CCTs	NCTs	
体针	是	30	98	11	33	25
灸法	是	18	7	0	0	0

注:* 表示一些研究采用了多种干预措施,如针刺联合灸法,在表中分别进行了统计。

160 多项临床研究评价了针刺疗法,7 项研究评价了灸法。主要的证据总结如下:

● 普通针刺与假针刺比较,疗程 4 周,在 12 周的随访时点,显示在改善运动功能及日常生活活动能力方面优于假针刺组,针刺穴位是位于第 2、4、6、8、10、12 胸椎和第 2、4 腰椎的夹脊穴,证据级别为中等。

● 普通针刺联合康复训练可改善患者的上肢 AS/MAS 评分($SMD=0.56$)以及下肢 AS/MAS 评分($SMD=0.38$),FMA 运动总分 11.98 分、上肢 5.59 分及下肢 3.11 分,日常生活活动能力 11.35 分,平均疗程为 34.1 天,常用的穴位是合谷、三阴交、外关、曲池、足三里、尺泽、阴陵泉。证据级别为低级。

● 电针联合康复训练可改善患者下肢 AS/MAS 评分($SMD=0.39$),FMA 运动总分 14.17 分及下肢 FMA 4.18 分,日常生活活动能力评分 10.29 分,平均疗程为 34.2 天,常用的穴位是合谷、外关、手三里、曲池、阳陵泉、三阴交、足三里。证据级别为低级。

● 穴位按压联合康复训练可改善患者的上肢 MAS 评分 0.37 分,及 FMA 运动总分 18.98 分,平均疗程为 7 周,证据级别为低级。

● 灸法联合康复训练改善患者的上肢 MAS 评分 0.38 分、FMA 运动总分 9.32 分以及日常生活活动能力评分 14.04 分,平均疗程为 30.9 天,证据级别为低级。

● 另外,一些疗法如穴位注射也可改善患者的 MAS 评分 0.56 分;穴位埋线可降低上肢的痉挛评分 0.68 分,改善 FMA 评分 5.72 分;火针疗法可改善患者的 FMA 评分 7.97 分,BI 评分 8.18 分。

少数研究提及少数患者出现了血肿、乏力、头晕症状,针灸疗法的安全性较好。

除了普通针刺和灸法,临床研究中也评价了近些年发展的针灸疗法,包括电针、头针和穴位按压。

为了总结常用针刺和灸法治疗中风后痉挛使用的穴位,我们对不同的章节、不同研究类型中使用的穴位应用进行整理,包括第二章、第三章、第七章和第九章,具体结果见表 10-3。

临床实践指南和专著中推荐的针刺穴位在现在临床研究中都有应用,最常用的穴位有 LI11 曲池、TE5 外关、LI10 手三里、GB34 阳陵泉、PC6 内关、KI6 照海、BL40 委中。关于灸法治疗,临床实践指南或专著推荐的穴位中,有6个穴位在临床研究中常用,包括 LI11 曲池、LI10 手三里、GB34 阳陵泉、PC6 内关、LI4 合谷、SP10 血海。这些穴位也多在古籍中应用(表 10-3)。

表 10-3　针灸穴位的证据总结

针灸穴位	临床实践指南及教科书推荐(第二章)	古籍证据(条文数)	临床研究证据(第七章)			中医综合疗法(第九章)
			RCTs	CCTs	NCTs*	
针刺						
LI11 曲池	是	7	41	0	11	13
TE5 外关	是	0	38	5	12	14
LI10 手三里	是	4	27	4	8	8
GB34 阳陵泉	是	3	25	2	8	8
PC6 内关	是	2	22	2	8	6
KI6 照海	是	0	17	3	2	6
BL40 委中	是	3	16	2	0	6
TE10 天井	是	0	12	0	6	0
BL37 殷门	是	0	12	0	0	1
ST32 伏兔	是	0	10	1	1	3
BL57 承山	是	0	10	1	2	5
TE4 阳池	是	0	9	0	2	2
ST 34 梁丘	是	0	9	0	5	2

针灸穴位	临床实践指南及教科书推荐（第二章）	古籍证据（条文数）	临床研究证据（第七章）			中医综合疗法（第九章）
			RCTs	CCTs	NCTs[*]	
针刺						
ST40 丰隆	是	0	6	0	4	1
ST37 上巨虚	是	0	5	0	0	0
TE13 臑会	是	0	5	1	3	1
SI9 肩贞	是	0	4	0	2	1
TE3 中渚	是	0	4	0	2	1
PC5 间使	是	0	1	0	0	1
BL39 委阳	是	0	1	0	0	1
ST33 阴市	是	0	0	0	0	1
ST36 足三里	否	2	25	4	10	13
灸法						
LI11 曲池	是	4	4	0	0	0
LI10 手三里	是	2	4	0	0	0
GB34 阳陵泉	是	3	2	0	0	0
PC6 内关	是	0	1	0	0	0
LI4 合谷	是	5	1	0	0	0
SP10 血海	是	2	1	0	0	0
LU5 尺泽	是	0	0	0	0	0
GB30 环跳	是	4	0	0	0	0
GB31 风市	是	2	0	0	0	0
GB40 丘墟	是	0	0	0	0	0
LR3 太冲	是	0	0	0	0	0

注:* 表示由于一些研究使用超过1种干预措施,例如:针刺＋灸法,因此我们在表格中进行了拆分及单独统计。

四、其他中医疗法的整体证据

推拿疗法是临床实践指南和专著中推荐治疗中风后痉挛的另一种中医疗法,在本书的第八章进行了临床研究证据的总结,但在古籍的证据梳理中未见相关的疗法描述。

在临床实践指南和专著中,推荐应用多种推拿手法在上肢和下肢的特定穴位上进行治疗。现代临床研究文献中的证据显示:

● 推拿联合康复可改善患者上下肢的 AS/MAS 评分(SMD)0.82 和 0.86 个单位,FMA 运动总分 4.57 分及上肢评分 4.85 分、MBI 评分 10.22 分,平均疗程 38 天,平均每次治疗时长 30 分钟,推拿主要用于受累肌肉及相应的经络穴位,证据质量为低级(表 10-4)。

大多数研究都提及应注意推拿疗法在不同的肌肉部位的操作力度,另有一些研究表明应避免对痉挛肌肉的强烈刺激。临床医师在应用推拿疗法治疗中风后痉挛患者时可结合这些证据进行临床实践。

表 10-4　其他中医疗法证据总结

其他中医疗法	临床实践指南及教科书推荐(第二章)	古籍证据(条文数)	临床研究证据(第五章)			中医综合疗法(第九章)
			RCTs	CCTs	NCTs	
推拿	是	0	16	1	3	7

五、证据的局限性

本书虽然系统收集了各类文献中可获得的数据,但也存在一定的局限性。首先痉挛虽然作为中风的常见并发症之一,但是在现在的中医临床研究或专著中未作为单独的疾病介绍,通常是在偏瘫或运动功能障碍部分提及治疗痉挛的信息。因此,我们从各种临床实践指南或教科书中收集相关信息,可能未涵盖其他针对痉挛的治疗方法。

古籍文献的分析基于《中华医典》(第五版)收录的古籍书目,虽然没有涵盖所有的古籍书目,但已是目前可用的最大的数字资源,古代的条文在传承、抄写的过程中难免出现错误,条文的理解也可能被误解或误译,一些中药药性可能随时间和地域的变化而发生改变,关于药物的归类可能出现不一致。古代没有中风后痉挛的病名,中医疗法的证据梳理基于中风后运动功能障碍的条文总结,并且随着时代变迁,中风后痉挛的病因病机已从外风转变为内风,治疗原则也相应从疏散外风转变为活血化瘀,因此梳理的常用中药可能与目前的临床实践有差别,可为未来的研究提供参考。

针对现代临床研究,因为循证医学及现代流行病学方法引入国内较晚,开展的临床研究存在方法学细节的不足,如随机方法描述不清晰、缺乏盲法的实施和评价、结局评价及不良事件等信息不足,导致研究间的异质性较大,同时研究的结果也可能受到潜在偏倚的影响。同时,目前纳入的文献多是在国内开展的研究为主,不能排除国内受试者对中医疗法的过高期望所导致的结果的偏差,研究的结果尚需要更广泛人群的研究进一步验证。仅有少部分研究进行了长疗程的随访评价,中风后痉挛对患者生活质量和活动能力的长期影响尚待进一步研究。另外,因为研究的数据量较大,我们仅对临床最常用的疗法进行了分析(如中药或穴位的频次总结),一些应用较少的疗法描述较少,提示尚需要更多的研究来丰富相应的证据,以完成效果评价和应用推广。

六、临床指导意义

中医的传统实践模式是从以前的医籍和前人的临床经验中传承下来的,没有采用循证临床实践的方法制定相应的临床实践指南。在本书中,我们评价了古代及现代研究的证据,提供了如何治疗中风后痉挛的证据,展现了目前的临床实践与临床试验证据之间的差距。

临床试验证据,特别是随机对照试验的证据表明,中医疗法联合常规治疗或者康复训练有利于缓解患者的痉挛程度,改善运动功能以及日常生活活动能力。特别是中药、针灸疗法以及推拿疗法可纳入目前的整体医疗保健计

划内,但相应的证据级别为低级,结果如下:

- 口服中药联合康复训练可改善患者的肢体痉挛程度,提高运动功能及日常生活活动能力,平均疗程 1 个月,现代的临床研究中补阳还五汤和芍药甘草汤的效果较突出。

- 常见的外用中药疗法包括熏蒸、热敷、湿热敷及外敷疗法,联合常规康复训练可改善肢体痉挛程度,提高运动功能及日常生活活动能力,平均疗程 1 个月。

- 普通针刺或电针联合康复训练可改善患者肢体痉挛程度,提高运动功能及日常生活活动能力,平均疗程为 34 天。

- 穴位按压联合康复训练可改善患者上肢痉挛程度及提高运动功能,平均疗程为 7 周。

- 灸法联合康复训练改善患者上肢痉挛程度,提高运动功能及日常生活活动能力,平均疗程为 30.9 天。

- 穴位注射、穴位埋线及火针疗法也可改善患者的痉挛程度,提高运动功能及日常生活活动能力。

- 推拿联合康复训练可改善患者的上下肢的痉挛程度,提高运动功能及日常生活活动能力,平均疗程 38 天,平均每次治疗时长 30 分钟。推拿主要用于受累肌肉及相应的经络穴位,临床实践中应用推拿疗法,应避免强烈刺激痉挛的肌肉。

七、研究指导意义

我们在系统评价中医药治疗中风后痉挛效果的同时,梳理了现代研究和古籍文献高频应用的中药和针刺穴位,提示未来的实验研究可在其作用机制方面做进一步探索,以促进新药物、新疗法的发现。

中医药治疗中风后痉挛的各类证据是一致的,但尚缺乏高质量的证据。为了更准确地评估中医药疗法的效果,需要设计严谨的临床试验方案,特别是随机方法和分配隐藏的应用。中医疗法多联合康复训练治疗中风后痉挛,应尝试采用安慰剂或假对照来对受试者及研究者设盲,尽管针灸疗法和其他手

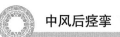

法操作的疗法较难对实施者设盲,但使用假的装置或设备对受试者设盲是可行的。

关于结局指标,评价痉挛严重程度的 MAS 评分应该标准化,目前临床研究中应用的该量表评分方法有较大差别,使总体效应的合并分析存在困难,虽然采用了标准化的均数差进行统计,但较难解释相应结果的临床意义。中风后痉挛的恢复是个长期的过程,中医药的研究应当增加随访时间,并采用有效的结局指标评价其长期的治疗效应。

中医疗法的多样性以及治疗过程的用药加减反映了中医临床实践的特点。将来的研究应当针对最有潜力的疗法开展疗效和安全性的评价,以推动这些疗法广泛地应用于临床实践。

参 考 文 献

1. DUNCAN P W, ZOROWITZ R, BATES B, et al. Management of adult stroke rehabilitation care: a clinical practice guideline [J]. Stroke, 2005, 36 (9): e100-e143.
2. ZHANG C S, YANG A W, ZHANG A L, et al. Sham control methods used in ear-acupuncture/ear-acupressure randomized controlled trials: a systematic review [J]. J Altern Complem Med, 2014, 20 (3): 147-161.
3. ZHANG C S, TAN H Y, ZHANG G S, et al. Placebo devices as effective control methods in acupuncture clinical trials: a systematic review [J]. PLoS One, 2015, 10 (11): e0140825.
4. ZHANG G S, ZHANG C S, TAN H Y, et al. Systematic review of acupuncture placebo devices with a focus on the credibility of blinding of healthy participants and/or acupuncturists [J]. Acupunct Med, 2018, 36 (4): 204-214.

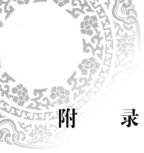

附　录

本书常用术语

术语	缩略词	定义	参考文献
95% 可信区间	95% CI	估计统计分析主要结果的不确定性。对未知数进行估计,例如优势比以点估计值及其可信区间的形式比较试验干预效应与对照干预效应。这意味着如果在其他来自同一总体的样本中研究被重复多次,每次重复都计算一个 95% 可信区间,则 95% 的这些可信区间将包含真实效应。除了 95%,有时为 90% 或 99%。可信区间越窄越精确	http://handbook.cochrane.org/
穴位按压	—	给穴位施加压力	—
针刺	—	将针刺入人或动物体体内,以此为治疗目的或方法	2007 年世界卫生组织西太平洋地区中医术语国际标准
联合补充医学数据库	AMED	联合补充医学数据库	https://www.ebscohost.com/academic/AMED-The-Allied-and-Complementary-Medicine-Database
澳大利亚 - 新西兰临床试验注册中心	ANZCTR	临床试验注册平台	http://www.anzctr.org.au/

续表

术语	缩略词	定义	参考文献
Ashworth 量表	AS	评价痉挛严重程度的量表(用于患侧肢体被动活动时,对患侧肢体关节运动肌群阻力和肌张力的客观评定)	—
Barthel 指数	BI	评估自我照顾和日常生活能力的量表	
中国知网	CNKI	中文文献数据库	www.cnki.net
中国生物医学文献数据库	CBM	中国生物医学文献数据库	https://cbmwww.imicams.ac.cn
中国临床试验注册中心	ChiCTR	临床试验注册平台	http://www.chictr.org
中药	CHM	中药	—
中医	CM	—	
维普中文期刊服务平台	CQVIP	中文文献数据库	www.cqvip
ClinicalTrials.gov	—	临床文献数据库试验注册平台	https://clinicaltrials.gov/
Cochrane 对照试验中心注册库	CENTRAL	提供大量随机对照试验报告的文献数据库	http://community.cochrane.org/editorial-and-publishing-policy-resource/cochrane-central-register-controlled-trials-central
中医综合疗法	—	两种或多种中医疗法如中药、针灸或其他疗法的联合使用	
《濒危野生动植物种国际贸易公约》》	CITES	—	https://www.cites.org/eng/disc/text.php
护理与联合卫生文献累计索引	CINAHL	英文文献数据库	https://www.ebscohost.com/nursing/about
拔罐疗法	—	将真空罐吸附于患处或者经穴处的体表,以治疗疾病的方法	《WHO 西太平洋地区传统医学名词术语国际标准》

续表

术语	缩略词	定义	参考文献
效应量	—	估计研究治疗效果的通用术语	http://handbook.cochrane.org/
有效率	ER	衡量受试者改善程度的数值,通常在临床证据的概述部分列出	—
电针	—	在刺入体内的针上加电,给予间断的刺激	《WHO 西太平洋地区传统医学名词术语国际标准》
荷兰《医学文摘》	Embase	英文文献数据库	http://www.elsevier.com/solutions/embase
Fugl-Meyer运动功能评估量表	FMA	一种用于评估中风后偏瘫患者的运动、平衡、感觉、关节功能的特异性损伤指标	—
证据推荐分级的评价、制定与评估	GRADE	评价证据质量等级和推荐强度的方法	http://www.gradeworkinggroup.org/
异质性	—	①一般用于描述研究的受试者、干预措施和结局指标变异的多样性或研究间任何种类的变异;②特别用于描述不同研究所评估的干预效应的多样性,也用于表明研究间的差异仅由随机误差所致	http://handbook.cochrane.org/
I^2	—	一种衡量研究异质性的方法,在 Meta 分析中以方差百分比表示	http://handbook.cochrane.org/
中西医结合疗法	—	中医药联合西药或者其他常规疗法治疗疾病	—
改良 Ashworth 量表	MAS	评价痉挛严重程度的量表(用于患侧肢体被动活动时,对患侧肢体关节运动肌群阻力和肌张力的客观评定),改良版的敏感性更好	—
改良 Barthel 指数	MBI	作为评估自我照顾和日常生活活动能力的量表,改良后的量表灵敏度更好	—

续表

术语	缩略词	定义	参考文献
均数差	MD	Meta 分析中,在每组均数、标准差和样本量已知的情况下,用来合并连续性数据测量结果的一种方法。根据效果估计的精确度决定赋予每个研究均差的权重(例如每一个研究对 Meta 分析的总体结果带来多少影响)。在统计软件 RevMan 和 Cochrane 系统评价数据库中,权重等于方差的倒数。此方法假定所有临床试验的结果用的是同样的标尺	http://handbook.cochrane.org/
Meta 分析	—	在一个系统评价中,应用统计学方法对所有相关研究进行整合。有时被误用为系统评价的同义词。系统评价通常包括 Meta 分析	—
艾灸		用点燃的艾绒物熏烤人体的穴位或一定部位,通过调节经络和脏腑功能来治疗疾病的一种方法	《WHO 西太平洋地区传统医学名词术语国际标准》
无对照研究	—	对个体接受干预措施前后的观察,无对照组	http://handbook.cochrane.org/
非随机对照试验	CCT	用非随机的方法将受试者分配到不同干预组的试验研究	http://handbook.cochrane.org/
其他中医疗法	—	包括除中药和针灸疗法外的所有中医传统疗法,如太极、气功、推拿和拔罐等	—
PubMed	PubMed	英文文献数据库	http://www.ncbi.nlm.nih.gov/pubmed
随机对照试验	RCT	—	
关节活动度	ROM	关节在运动时所通过的运动弧或转动的角度	—

术语	缩略词	定义	参考文献
偏倚风险	—	因为研究的设计和报告存在偏倚,在评价时对临床试验结果的评价高于或低于真实值	http://handbook.cochrane.org/
相对危险度	RR	两组之间的相对危险度。在干预性研究中,它是试验组某事件的发生率与对照组某事件的发生率之比。当 RR=1 时,表示两组之间的发生率相同。当 RR<1 时表示干预措施可以减少某事件的发生率	http://handbook.cochrane.org/
标准化均数差	SMD	在 Meta 分析中,用来合并连续性数据测量结果的一种方法。测量的是同样的结局指标,但是测量的方法不同(如采用不同的量表)。研究结果被标准化为一个统一的尺度并且允许将数据合并	http://handbook.cochrane.org/
结果总结	SoF	呈现 GRADE 证据质量评价结果的方式	http://www.gradeworkinggroup.org/
推拿	—	擦、揉捏或拍打软组织和用手揉捏身体关节部位。通常是一对一地进行,可缓解紧张和减轻疼痛	《WHO 西太平洋地区传统医学名词术语国际标准》
视觉模拟评分	VAS	常用的测量疼痛程度的线性测量工具	—
万方数据库	Wanfang	中文文献数据库	www.wanfangdata.com
世界卫生组织	WHO	是联合国下属的一个专门机构,指导和协调国际卫生工作。它负责领导全球卫生事务,拟定健康研究议程,制定规范和标准,阐明以证据为基础的政策方案,向各国提供技术支持,以及监测和评估卫生趋势	http://www.who.int/about/en/

续表

术语	缩略词	定义	参考文献
中华医典	ZHYD	《中华医典》是一套光盘版大型中医电子丛书,包含了大量的中医古籍,由湖南电子音像出版社发行。它是迄今为止最大的中医电子图书集,包括中国历代主要中医著作,其中不乏罕见抄本和孤本。这些书籍涵盖了中华人民共和国成立前的历代主要中医著作(1911—1948)	裘沛然.中华医典［EB/CD］.5版.长沙:湖南电子音像出版社,2000.
中医方剂大辞典	ZYFJDCD	《中医方剂大辞典》是一部方剂学大型工具书,通过对历代中医药著作中的方剂进行整理、研究、编纂而成,共收录了96 592首方剂。由人民卫生出版社于1993年首次发行	彭怀仁.中医方剂大辞典［M］.北京:人民卫生出版社,1993.